essentials

essentials liefern aktuelles Wissen in konzentrierter Form. Die Essenz dessen, worauf es als „State-of-the-Art" in der gegenwärtigen Fachdiskussion oder in der Praxis ankommt. *essentials* informieren schnell, unkompliziert und verständlich

- als Einführung in ein aktuelles Thema aus Ihrem Fachgebiet
- als Einstieg in ein für Sie noch unbekanntes Themenfeld
- als Einblick, um zum Thema mitreden zu können

Die Bücher in elektronischer und gedruckter Form bringen das Expertenwissen von Springer-Fachautoren kompakt zur Darstellung. Sie sind besonders für die Nutzung als eBook auf Tablet-PCs, eBook-Readern und Smartphones geeignet. *essentials:* Wissensbausteine aus den Wirtschafts-, Sozial- und Geisteswissenschaften, aus Technik und Naturwissenschaften sowie aus Medizin, Psychologie und Gesundheitsberufen. Von renommierten Autoren aller Springer-Verlagsmarken.

Weitere Bände in der Reihe http://www.springer.com/series/13088

Heiko Herwald

Warum Impfungen für Mensch und Gesellschaft so wichtig sind

Ein Überblick für Wissenschaftler, Mediziner und Politiker

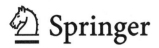 Springer

Heiko Herwald
Lund, Schweden

ISSN 2197-6708   ISSN 2197-6716 (electronic)
essentials
ISBN 978-3-658-32634-0   ISBN 978-3-658-32635-7 (eBook)
https://doi.org/10.1007/978-3-658-32635-7

Die Deutsche Nationalbibliothek verzeichnet diese Publikation in der Deutschen Nationalbiblio-
grafie; detaillierte bibliografische Daten sind im Internet über http://dnb.d-nb.de abrufbar.

Planung/Lektorat: Hinrich Kuester
Springer ist ein Imprint der eingetragenen Gesellschaft Springer Fachmedien Wiesbaden GmbH
und ist ein Teil von Springer Nature.
Die Anschrift der Gesellschaft ist: Abraham-Lincoln-Str. 46, 65189 Wiesbaden, Germany

Was Sie in diesem *essential* finden können

- Eine Diskussion über die Rolle der Menschenrechte und der Würde des Menschen bei der Impfpflicht
- Warum globale Maßnahmen bei Impfungen wichtig sind
- Die Bedeutung von Impfungen und Herdenimmunität zur Eindämmung von COVID-19

Danksagung

Ich möchte mich ganz herzlich bei Hildegard Herwald für die Diskussionen und konstruktiven Anregungen bedanken.

Inhaltsverzeichnis

Prolog 1

„Von diesem Moment an begann die Angst und mit ihr das Nachdenken."[*]

Albert Camus

In seinem Roman *„Die Pest"* beschreibt Albert Camus in einer fiktiven Erzählung den Ausbruch der Pest in Oran, einer Küstenstadt im Westen von Algerien. Hauptfigur der Chronik, die in den 1940er Jahren spielt, ist der Arzt Dr. Rieux. Er stolpert an einem Tag im April beim Verlassen seiner Praxis über eine tote Ratte. Was sich dem Leser schon am Anfang des Buchs offenbart, wird eintreten. Erst sterben die Ratten, dann die Menschen. Der Roman beschreibt das Versagen der Behörden, das Leben in Quarantäne, wie die Pest Menschen verändert, dass der schwarze Tod alle mitreist, auch die, deren Überleben sich der Leser gewünscht hätte. Als ein Jahr später wieder lebendige Ratten auftauchen, glaubt man, dass die Stadt von der Pest befreit sei. Doch Dr. Rieux kann sich nicht mit den anderen Stadtbewohnern freuen, denn er weiß, dass der Pestbazillus niemals verschwinden wird und er immer wieder aus seinen Löchern herauskriechen kann, um Unglück über die Menschheit zu bringen.

In der heutigen Zeit ist der 1947 geschriebene Roman aktueller denn je. So führt uns die Corona-Krise deutlich vor Augen, dass der Ausbruch einer Pandemie die Weltgemeinschaft in eine extreme Krise stürzen kann. Dabei wirken sich politische Machtkämpfe kontraproduktiv auf eine weltweite Ausbreitung einer Infektion aus. Menschenrechte werden außer Kraft gesetzt, und unnötiges Leid sowie vermeidbares Massensterben werden bewusst in Kauf genommen.

---

[*](Camus, Albert. Die Pest (German Edition) (S. 30). Rowohlt E-Book. Kindle Edition)

© Springer Fachmedien Wiesbaden GmbH, ein Teil von Springer Nature 2021
H. Herwald, *Warum Impfungen für Mensch und Gesellschaft so wichtig sind*,
essentials, https://doi.org/10.1007/978-3-658-32635-7_1

Die Vergangenheit hat gezeigt, dass mit gezielten Impfstrategien Pandemien entgegengewirkt werden kann. In Bezug auf die Corona-Krise ist es daher um so wichtiger, dass bald ein Impfstoff zur Verfügung steht, mit dem flächendeckend ein Schutzwall gegen das tödliche Virus aufgebaut werden kann. Denn ohne einen Impfschutz wird man die Pandemie nicht in den Griff bekommen. Um dieses Ziel zu erreichen, steht die Weltgemeinschaft vor großen Herausforderungen, da politische, wirtschaftliche und gesellschaftliche Hürden überwunden werden müssen. Eine Diskussion über das Impfen ist daher sehr vielschichtig und lässt sich nicht nur auf wissenschaftliche und medizinische Problematiken reduzieren. Ziel des Essentials ist es, die Komplexität, die mit diesem Thema verbunden ist, zu beschreiben und auf die Wichtigkeit von flächendeckenden Impfstrategien aufmerksam zu machen.

Die Würde des Menschen und die Menschenrechte

> *„Der Mensch ist von höchster Würde, weil er eine Seele hat, die ausgezeichnet ist durch das Licht des Verstandes, durch die Fähigkeit, die Dinge zu beurteilen und sich frei zu entscheiden, und die sich in vielen Künsten auskennt"*[*]
>
> Samuel Pufendorf

Der erste Paragraf des deutschen Grundgesetzes beginnt mit dem Satz: *„Die Würde des Menschen ist unantastbar"*[1]. Es sei, so das Grundgesetz weiter, Verpflichtung aller staatlichen Gewalt, die Menschenwürde zu achten und zu schützen. Daher bekenne sich das deutsche Volk zu den Menschenrechten, die als Grundlage jeder menschlichen Gemeinschaft, des Friedens und der Gerechtigkeit in der Welt dienen. Was sich auf den ersten Blick wie eine konsequente Schlussfolgerung liest, erweist sich bei genauerer Betrachtung allerdings als Trugbild. Denn wäre die Würde des Menschen unantastbar, dann müsste sie nicht geschützt werden. Wenn aber die Würde des Menschen antastbar ist, wie kann man sie verletzen, und wie kann man einen Angriff auf sie abwehren? Um Antworten auf diese Fragen zu erhalten, sollte man einen Blick auf die deutsche Geschichte des letzten Jahrhunderts werfen. So wurde im Nationalsozialismus, eines der grauenhaftesten Kapitel in der Geschichte Deutschlands, die Menschenwürde immer wieder mit Füßen getreten. Dabei ist die Verfolgung von Menschen jüdischer

---

[*](Pufendorf, S: De jure naturae et gentium, 1672, 2. Buch, 1. Kapitel, § 5 (S. 149), Sumptibus Friderici (1684))

[1] www.bundestag.de/gg

© Springer Fachmedien Wiesbaden GmbH, ein Teil von Springer Nature 2021
H. Herwald, *Warum Impfungen für Mensch und Gesellschaft so wichtig sind*, essentials, https://doi.org/10.1007/978-3-658-32635-7_2

Herkunft durch die Nationalsozialisten nur ein Beispiel von vielen. Die Liste menschenverachtender Verbrechen ist jedoch bei weitem viel länger und enthält eine Vielzahl anderer unbeschreiblicher Gräueltaten. Meist wurden sie an Menschen verübt, deren politische, religiöse oder ideologische Auffassung nicht im Einklang mit den Grundsätzen der Hitler-Diktatur standen. Unter den Opfern der nationalsozialistischen Gewaltherrschaft befanden sich aber nicht nur Andersdenkende, sondern auch geistig und körperlich behinderte Menschen, die in Konzentrationslager deportiert, dort zur Zwangsarbeit verurteilt, gequält und oftmals getötet wurden.

In Anbetracht dieser Verbrechen ist es mehr als verständlich, dass nach Ende des 2. Weltkrieges der Schutz der Menschenwürde ein fundamentaler Bestandteil des deutschen Grundgesetzes wurde. So sollte sichergestellt werden, dass es in Deutschland nie wieder zu derartigen menschenverachtenden Verbrechen kommen kann. Auch wenn mehr als 70 Jahre nach In-Kraft-Treten des Grundgesetzes die Menschenrechte in Deutschland mehr als je zuvor geachtet werden, kann es immer wieder zu ihrer Verletzung kommen. Wie beispielsweise 1991 in Hoyerswerda, als nach tagelangen ausländerfeindlichen Ausschreitungen mehr als 200 Menschen mit Migrationshintergrund die Stadt unter Polizeischutz verlassen mussten. Ein anderes Beispiel sind Gewalttaten von Terroristen, die im Auftrag des sogenannten islamischen Staates Attentate ausüben, um möglichst viele Andersgläubige zu verletzen oder zu ermorden. Unvergessen sind die schrecklichen Bilder von Anis Amri, der im Dezember 2016 mit einem gestohlenen Sattelzug in einen Weihnachtsmarkt raste, 11 Menschen tötete und weitere 55 teilweise schwer verletzte. Auch wenn diese Verbrechen nicht unterbunden werden konnten, ist es Aufgabe der staatlichen Exekutive auf Basis des Grundgesetzes, die Menschenrechte zu sichern und die Würde des Menschen zu schützen.

Aber auch in anderen Extremsituationen, wie beispielsweise bei einer Epidemie oder Pandemie, können Szenarien entstehen, in denen zum Schutz der Menschenwürde Menschenrechte eingeschränkt werden müssen. Dass es sich hierbei nicht um abstrakte Gedankenspiele handelt, zeigt die augenblickliche Corona-Krise. Um eine weitere Verbreitung des Sars-CoV-2 Virus zu verhindern, müssen Maßnahmen ergriffen und Regeln erlassen werden, die teilweise gegen einige Menschenrechte verstoßen, um andere einhalten zu können. So heißt es in Paragraf 2 des Grundgesetzes: *„Jeder hat das Recht auf Leben und körperliche Unversehrtheit. Die Freiheit der Person ist unverletzlich"*[2]. In speziellen Krisensituationen kann es zu einem Widerspruch kommen. Denn die Corona-Krise hat gezeigt, dass einige Freiheitsrechte, wie z. B. die der Bewegungs-,

---

[2] www.bundestag.de/gg

Versammlungs-, Religions- und Reisefreiheit eingeschränkt werden mussten, damit das Recht auf Leben und körperliche Unversehrtheit aller Mitmenschen geschützt werden konnte.

Wie und in welcher Weise diese Freiheitsrechte außer Kraft gesetzt werden können, wurde 2006 vom Bundesverfassungsgericht in der Gesetzgebung *„für Regelungen, die das Nähere über den Einsatz der Streitkräfte bei der Bekämpfung von Naturkatastrophen und besonders schweren Unglücksfällen bestimmen"* beschlossen[3]. In dem Urteil heißt es, dass es Aufgabe des Staates sei, sich *„schützend und fördernd vor das Leben jedes Einzelnen zu stellen"*. Denn das menschliche Leben, so die Begründung, sei die vitale Basis der Menschenwürde, und diese dürfe keinem Menschen genommen werden. Dabei sei es dem Staat verboten, so das Bundesverfassungsgericht in einem weiterem Urteil, *„den Menschen zum bloßen Objekt des Staates zu machen oder ihn einer Behandlung auszusetzen, die seine Subjektqualität prinzipiell in Frage stellt"*[4]. Des Weiteren müsse es nicht nur das Ziel des Staates sein, die individuelle Würde eines einzelnen Menschen zu schützen, sondern die einer ganzen Gesellschaft. An diesem Zusatz ist erkennbar, dass dem Urteilsspruch der kategorische Imperativ Immanuel Kants (1724–1804) zugrunde liegt *„Handle so, dass die Maxime deines Willens jederzeit zugleich als Prinzip einer allgemeinen Gesetzgebung gelten könne"*[5]. Offensichtlich war es dem Bundesverfassungsgericht in diesem Urteil wichtig, auch klarzustellen, dass die Menschenrechte für alle Menschen in gleicher Weise angewendet werden müssen.

Ist es aber möglich, dass in Deutschland allen Menschen die gleichen Menschenrechte garantiert werden können? Der Philosoph Jürgen Habermas beschäftigt sich in seinem Artikel *„Das Konzept der Menschenwürde und die realistische Utopie der Menschenrechte"* u. a. auch mit dieser Fragestellung[6]. Dabei kommt er zu dem Schluss, dass die Würde des Menschen auf moralischen und ethischen Prinzipien basiert, die für alle Lebensbereiche Gültigkeit haben. Doch kann man in den Menschenrechten, wie auch in allen anderen Gesetzen, Freiräume und Interpretationsspielräume finden, die einen Urteilsspruch beeinflussen können. So

---

[3] www.bundesverfassungsgericht.de/SharedDocs/Entscheidungen/DE/2006/02/rs2006
0215_1bvr035705.html

[4] www.bundesverfassungsgericht.de/SharedDocs/Entscheidungen/DE/1992/10/rs1992
1020_1bvr069889.html

[5] Kant, Immanuel. Drei Kritiken: Kritik der reinen Vernunft, Kritik der praktischen Vernunft, Kritik der Urteilskraft (German Edition). e-artnow. Kindle Edition. 2019.

[6] Habermas, J: Das utopische Gefälle. Das Konzept der Menschenwürde und die realistische Utopie der Menschenrechte. Blätter für deutsche und internationale Politik Heft 8 (S. 43–53). 2010.

schreibt Habermas, „*dass alles erlaubt ist, was nicht explizit verboten wird*".
Dies wiederum führt ihn zu der Schlussfolgerung, dass „*nicht Pflichten, sondern
subjektive Rechte den Anfang für die Konstruktion von Rechtssystemen*" bilden[7].
Infolgedessen kann es zu unterschiedlichen Beurteilungen von Menschenrechts-
verletzungen kommen, wenn man sie unter dem Aspekt der Menschenwürde
untersucht oder wenn man sie aus Sicht der Rechtsprechung betrachtet.

Ein Beispiel für das von Habermas angeführte Problem kann man bei den men-
schenunwürdigen Verbalattacken von Facebook-Nutzern gegen Renate Künast
finden. Dies kann auf den ersten Blick als für sehr weit hergeholt empfunden werden, da es keinen Bezug zum Thema „*Impfen*" hat. Auf dem zweiten Blick wird
jedoch deutlich, dass es sich um fundamentale Probleme in der Rechtsprechung
handelt, bei denen unterschiedliche Menschenrechte gegeneinander abgewogen
werden müssen. Bei den Beleidigungen gegenüber Renate Künast wird dies
besonders deutlich. Um die Identität der Personen, von denen diese Beleidigungen ausgingen, zu erhalten, führte die Politikerin einen Prozess vor dem Berliner
Landgericht, der im September 2019 zunächst zurückgewiesen werden sollte. Im
Begründungstext heißt es u. a., dass ein Anspruch auf Auskunft nicht bestehe, weil
es sich bei den diffamierenden Hass-Tweets um zulässige Meinungsäußerungen
handele. So sei beispielsweise der Ausspruch, dass die Politikerin „*eine hohle
Nuss*" sei, die als „*Sondermüll*" entsorgt werden müsse, lediglich eine „*über-
spitzte Kritik*". Da ein Sachbezug vorläge, folgerte das Landesgericht, würde es
sich hierbei nicht um einen beleidigenden Kommentar handeln[8]. Andere Kommentare, die noch viel tiefer unter die Gürtellinie gingen, fand das Gericht an
der Grenze des noch Hinnehmbaren. Eine Diffamierung konnte jedoch nicht
festgestellt werden[9]. Dass dies Urteil des Berliner Landgerichts, im Sinne von
Habermas auf „*subjektiven Rechten*" der Facebook-Nutzer basiert, wurde nur
wenige Monate später deutlich. Denn nach dem Einspruch von Renate Künast
gegen das Urteil revidierte dasselbe Landgericht seine Entscheidung und gab der
Bundestagsabgeordneten in Teilen Recht. So wurden sechs von zweiundzwanzig
auf Facebook geposteten Kommentare als rechtswidrig eingestuft.

---

[7]Habermas, J: Das utopische Gefälle. Das Konzept der Menschenwürde und die realistische Utopie der Menschenrechte. Blätter für deutsche und internationale Politik Heft 8
(S. 43–53). 2010.

[8]LG Berlin, Beschluss vom 09.09.2019 – 27 AR 17/19 (https://openjur.de/u/2180445.
html).

[9]LG Berlin, Beschluss vom 09.09.2019 – 27 AR 17/19 (https://openjur.de/u/2180445.
html).

Im Mai 2020 befasste sich das Bundesverfassungsgericht ebenfalls mit diesem Thema. Auch hier wurde die Entscheidung des ersten Urteils vom Berliner Landgericht nicht bestätigt. In der Urteilsbegründung heißt es, *„da die Menschenwürde als Wurzel aller Grundrechte mit keinem Einzelgrundrecht abwägungsfähig ist, muss die Meinungsfreiheit stets zurücktreten, wenn eine Äußerung die Menschenwürde eines anderen verletzt"*[10]. Dieser Fall, so das Bundesverfassungsgericht weiter, trete aber nicht ein, wenn die Diffamierungen sich gegen einzelne Persönlichkeitsrechte richte, sondern dann, wenn man *„einer konkreten Person den ihre menschliche Würde ausmachenden Kern der Persönlichkeit"* abspräche[11]. Sollte man hoffen, dass das Bundesverfassungsgericht keinen Gebrauch von *„subjektiven Rechten"* machte, wird man leider enttäuscht. Denn, so das Gericht in seinem Beschluss, es sei legitim, dass einem Bundesminister *„härtere Äußerungen"* zugemutet werden können als einem Lokalpolitiker. Es ist erstaunlich, dass das Bundesverfassungsgericht zu einem solchen Urteil kommen kann, da es die Prinzipien des kategorischen Imperativs vollkommen missachtet. (*„Handle so, dass die Maxime deines Willens jederzeit zugleich als Prinzip einer allgemeinen Gesetzgebung gelten könne"*[12]).

Auch bei politischen Entscheidungen zu Maßnahmen gegen eine Pandemie oder zur Einführung einer Impfkampagne müssen einige Menschenrechte eingeschränkt werden. Ein aktuelles Beispiel hierzu ist die Diskussion um den Impfschutz. So musste sich das Bundesverfassungsgericht im Mai 2020 mit zwei Eilanträgen befassen, die eine Einführung einer Masernimpflicht verhindern wollten[13]. Hintergrund dieser Klagen war ein Gesetzesentwurf der Bundesregierung zur Masern-Impfpflicht für Kinder in Gemeinschaftseinrichtungen, der im November 2019 der Bundesregierung zur Abstimmung vorgelegt wurde. Das neue Gesetz, das vom Parlament mit einer Zwei-Drittel-Mehrheit verabschiedet wurde, beinhaltet, dass Kinder ab März 2020 in Kindertagesstätten und Schulen einen Impfschutz nachweisen müssen[14]. Dagegen klagten mehrere Eltern mit der Begründung, dass die Impfpflicht in unverhältnismäßiger Weise in die körperliche Unversehrtheit ihrer Kinder eingreife und einen Verstoß gegen das Elternrecht

---

[10]Bundesverfassungsgericht – 1 BvR 2397/19 – (www.bundesverfassungsgericht.de/Shared Docs/Entscheidungen/DE/2020/05/rk20200519_1bvr245919.html).

[11]Bundesverfassungsgericht – 1 BvR 2397/19 – (www.bundesverfassungsgericht.de/Shared Docs/Entscheidungen/DE/2020/05/rk20200519_1bvr245919.html).

[12]Kant, Immanuel. Drei Kritiken: Kritik der reinen Vernunft, Kritik der praktischen Vernunft, Kritik der Urteilskraft (German Edition). e-artnow. Kindle Edition. 2019.

[13]Bundesverfassungsgericht – 1 BvR 755/20 – (www.bundesverfassungsgericht.de/Shared Docs/Entscheidungen/DE/2020/05/rk20200511_1bvr046920.html).

[14]www.bundestag.de/dokumente/textarchiv/2019/kw46-de-masernschutzgesetz-667326

bedeute. Das Bundesverfassungsgericht wies die Klage jedoch zurück, da es der Auffassung war, dass es Ziel von Massenimpfungen sein müsse, die Weiterverbreitung von Krankheiten in der Bevölkerung zu verhindern. Auf diese Weise könnten Menschen vor einer Ansteckung geschützt werden, deren Leben bei einer Infektion akut bedroht sei, die aber aufgrund ihres körperlichen Gesundheitszustandes nicht geimpft werden könnten. Das Gericht machte mit diesem Urteil deutlich, dass zu Gunsten des Gemeinwohls die Menschenrechte eines Individuums eingeschränkt werden dürfen. Im Gegensatz zu dem vorab erwähnten Urteil zur Meinungsfreiheit, ist dieser Beschluss im Sinne Kants, weil ein Gesetz beschlossen wurde, das als Prinzip einer allgemeinen Gesetzgebung gilt. Das Verfassungsgericht macht mit diesem Urteil zudem deutlich, dass der Würde des Menschen und dem Recht auf Leben und körperliche Unversehrtheit höchste Priorität gegeben werden muss. Aufgrund der gesamtgesellschaftlichen Bedeutung dieser Maximen, ist es somit legitim, dass in Ausnahmesituationen die Menschenrechte einzelner Personen eingeschränkt werden können. Daher kann es vorkommen, dass es bei Impfprogrammen zu einer Einschränkung der Menschenrechte kommen kann, um die Würde des Menschen, insbesondere das Recht auf Leben und körperliche Unversehrtheit, zu schützen.

Die Rolle der Weltgesundheitsorganisation bei der Entwicklung von Impfkampagnen

3

> *„Die Gesundheit aller Völker ist eine Grundbedingung für den Weltfrieden und die Sicherheit; sie hängt von der engsten Zusammenarbeit der Einzelnen und der Staaten ab"*[*]
>
> *Verfassung der Weltgesundheitsorganisation*

In der Geschichte der Menschheit haben Pandemien die Welt immer wieder heimgesucht. Eine Pandemie ist per Definition nicht lokal beschränkt und macht daher auch nicht vor Ländergrenzen halt. Insbesondere bei Infektionskrankheiten mit hohen Übertragungsraten, wie bei COVID-19, kann die Weltgemeinschaft vor nahezu unlösbare Probleme gestellt werden. So auch bei dem Ausbruch der Spanischen Grippe, die für eine der verheerendsten Pandemien in unserer jüngsten Geschichte verantwortlich ist. Die Spanische Grippe verbreitete sich in der Zeit von 1918 bis 1920 in drei Wellen aus und tötete weltweit mehr als 100 Mio. Menschen. Ihr sollten weitere Pandemien folgen, wie beispielsweise die Asiatische Grippe, durch die zwischen 1957 und 1958 mehr als eine Millionen Menschen starben und die Hongkong-Grippe, der ca. 10 Jahre später ebenfalls mehr als eine Millionen Menschen zum Opfer fielen. Auch das 21. Jhd. blieb nicht verschont und sollte von pandemischen Ausbrüchen heimgesucht werden, die u. a. durch SARS, der Schweinegrippe und Ebola ausgelöst wurden. Während einige Pandemien in Schüben verlaufen und wie Ebola immer wieder erneut ausbrechen können, sind andere wie AIDS eine ständige Bedrohung, da sie Teil unseres Alltags geworden sind. Gemeinsam ist jedoch allen Pandemien, dass sie die

---

[*](www.admin.ch/opc/de/classified-compilation/19460131/index.html)

© Springer Fachmedien Wiesbaden GmbH, ein Teil von Springer Nature 2021   9
H. Herwald, *Warum Impfungen für Mensch und Gesellschaft so wichtig sind*,
essentials, https://doi.org/10.1007/978-3-658-32635-7_3

gesamte Weltgemeinschaft bedrohen. Um sich dieser Bedrohung zu widersetzen, müssen daher koordinierte und grenzüberschreitende Regeln und Maßnahmen getroffen werden. Hierzu wurde 1948 die Weltgesundheitsorganisation (*World Health Organization* oder *WHO*) mit Sitz in Genf ins Leben gerufen. Die WHO, eine Sonderorganisation der Vereinten Nationen, ist unter der Prämisse gegründet worden, dass Gesundheit ein Menschenrecht sein muss und alle Menschen ein Anrecht auf ein Höchstmaß an Gesundheit haben sollen[1]. Ende 1948 waren bereits mehr als 50 Staaten der WHO beigetreten. Deutschland wurde am 29. Mai 1951 Mitglied. Mittlerweile gehören der WHO fast 200 Staaten an. Ab dem 6. Juli 2021 wird sie möglicherweise ein Mitglied weniger haben, da die USA ihren Austritt angekündigt haben.

Wie auch die deutsche Verfassung, beruft sich die Weltgesundheitsorganisation auf die Menschenrechte[2]. So erklärt die WHO in ihrer Verfassung: *„der Besitz des bestmöglichen Gesundheitszustandes bildet eines der Grundrechte jedes menschlichen Wesens, ohne Unterschied der Rasse, der Religion, der politischen Anschauung und der wirtschaftlichen oder sozialen Stellung"*. Dieses Dokument wurde von allen Mitgliedstaaten ratifiziert und soll als Grundlage dienen, dass alle Länder gemeinsam zusammenarbeiten, um zu einer Verbesserung der Gesundheit aller Völker beitragen zu können.

Die Erfolge der WHO sind beachtlich, wie z. B. das 1967 ins Leben gerufene internationale Pocken-Impfprogramm. Als es 1980 erfolgreich abgeschlossen wurde, konnte auf der 33. WHO Vollversammlung verkündet werden, dass es zum ersten Mal in der Geschichte der Menschheit gelungen sei, mittels flächendeckenden Impfungen einen Krankheitserreger vollständig zu eliminieren. Aber auch an weiteren Projekten, wie der Entwicklung von Impfstoffen und Medikamenten gegen andere Infektionskrankheiten, ist die WHO maßgeblich beteiligt. Seit Anfang 2020 befasst sie sich zudem auch mit den Folgen der COVID-19-Pandemie.

In der aktuellen Diskussion gerät aber die WHO trotz ihrer Erfolge, immer häufiger in den Blickpunkt der Kritik. So wird ihr zum einem vorgeworfen, dass sie aufgrund von externen Spenden ihre Unabhängigkeit verloren habe. Zum anderen wird kritisiert, dass sie zu einem Spielball im Machtkampf politischer Interessen geworden sei. In beiden Fällen handelt es sich um Vorwürfe, die mit den eigentlichen Zielsetzungen der WHO nicht vereinbar sind. Verantwortlich an dieser Entwicklung ist u. a. ihre derzeitige Finanzierungsform. Sie ist in eine

---

[1] www.euro.who.int/de/about-us/organization/who-at-70/your-world-health-organization-70-years-working-towards-better-health-for-everyone,-everywhere
[2] www.admin.ch/opc/de/classified-compilation/19460131/201405080000/0.810.1.pdf

Schieflage gekommen, da die Beitragszahlungen der Mitgliedstaaten nur noch ca. 20 % des Gesamtetats ausmachen. Der verbleibende Hauptteil der Haushaltsmittel wird mit Geldern gedeckt, die von Stiftungen, wie beispielsweise der *Bill and Melinda Gates Foundation,* kommen oder aus Industriezweigen, wie der Pharma- und Agrarindustrie, stammen. Diese Entwicklungen werden heftig kritisiert, weil dadurch die Unabhängigkeit der WHO untergraben wird. So gibt es immer wieder Vorwürfe, dass die WHO bei ihren Empfehlungen die Interessen der unterstützenden Unternehmen mit einbeziehe. Einige zahlenden Mitgliedsländer versuchen, ihren Einfluss zu vergrößern, indem sie neben ihren Pflichtbeiträgen zusätzliche Gelder zahlen. Diese Maßnahmen sind jedoch auch sehr umstritten, da sie häufig an bestimmte Bedingungen geknüpft sind, die ebenfalls die Eigenständigkeit der WHO beeinträchtigen können.

Da in der WHO unterschiedliche politische, ideologische und wirtschaftliche Systeme aufeinanderprallen, sind Konflikte vorprogrammiert. Einige Mitgliedstaaten missbrauchen beispielsweise die WHO, um ihre länderspezifischen Interessen durchzusetzen oder sie benutzen die WHO als Nebenschauplatz, um andere politische Machtkämpfe austragen zu können. So verkündete US Präsident Donald Trump im Mai 2020, dass die USA nicht mehr mit der WHO zusammenarbeiten werde, da diese unter der Kontrolle von China stehe. China wiederum versucht mit allen Mitteln die Aufnahme Taiwans in die WHO zu verhindern, um nur zwei aktuelle Konflikte zu nennen. All dies hat zur Folge, dass Entscheidungen der WHO häufig aus politischen Kalkül getroffen werden und somit ein transparenter Informationsfluss nicht mehr gewährleistet ist. Die Konsequenzen dieses Managements sind auch ein Grund dafür, dass die WHO in den letzten Jahrzehnten wiederholt zu spät über Impfempfehlungen sowie andere medizinische Präventivmaßnahmen oder Warnungen informiert hat. Es ist daher nicht verwunderlich, dass sich die WHO immer wieder der Kritik stellen muss, sie habe nicht rechtzeitig auf Krisen reagiert. So auch bei dem Ausbruch der Corona-Pandemie. Viele Experten sind der Ansicht, dass ein schnelleres Agieren der WHO die Welt vor einer so rasante Ausbreitung bewahrt hätte. Selbst die ehemalige Generaldirektorin der WHO, die Norwegerin Gro Harlem Brundtland, gibt in einem *Spiegel*-Interview zu bedenken, dass die WHO mehr Druck auf China hätte ausüben können, um schon frühzeitig einen besseren Überblick über das Ausmaß der Corona-Pandemie zu bekommen[3].

Am Beispiel Taiwans zeigt sich besonders deutlich, welche fatalen Folgen, die politischen Machtspiele für die Weltgemeinschaft haben können. Da Taiwan der

---

[3] www.spiegel.de/international/world/europe-made-mistakes-too-interview-with-former-who-head-gro-harlem-brundtland-a-312827ff-3db0-4dbd-9d9e-fa32cbf19119

Zugang zu den aktuellen Corona-Daten der WHO verwehrt wurde, musste sich das Land auf seine eigenen Informationen stützen. Diese waren bereits Ende 2019 so besorgniserregend, dass das Land eigene Sicherheitsvorkehrungen einführte. Grenzen wurden geschlossen, Quarantänemaßnahmen angeordnet und flächendeckende Tests durchgeführt. All dies hatte zur Folge, dass in Taiwan, einem Land mit ca. 23 Mio. Einwohnern, Ende November 2020 nur 651 Fälle von COVID-19 Infektionen gemeldet wurden, von denen nur 7 Patienten die Krankheit nicht überlebten. Hätte die WHO viel eher Alarm geschlagen und hätte die Weltgemeinschaft ähnlich schnell wie Taiwan handeln können, wäre es vielleicht möglich gewesen, die rasante Ausbreitung des Virus zu verhindern und das Leben vieler Menschen zu retten.

Dabei hätte die WHO ihre Lehren aus früheren pandemischen Ausbrüchen ziehen können, wie beispielsweise bei der Ebola-Epidemie, die 2014 in mehreren westafrikanischen Ländern ausbrach. Trotz der frühzeitigen Warnungen der *Ärzte ohne Grenzen* sollte es mehrere Monate dauern, bis die WHO den Notstand ausrief. Das deutsche Robert Koch-Institut bezeichnete die Epidemie zwei Jahre später als den größten Ebola-Fieber Ausbruch in der Geschichte Westafrikas[4]. Laut Aussagen des Instituts wurden durch die Epidemie in den Ländern Guinea, Liberia und Sierra Leone mehr als 28.000 Menschen infiziert, von denen über 11.000 der Infektion zum Opfer fielen[5]. Unter ihnen waren auch Mitglieder von *Ärzte ohne Grenzen.*

Die massive Kritik an den Maßnahmen und Versäumnissen der WHO hinterließ ihre Spuren. In einer Erklärung vom 16. April 2015 gesteht sie schwere Fehler in ihrem Kampf gegen die Ebola-Epidemie ein und betont, dass man im Umgang mit Seuchen in Zukunft anders verfahren werde[6]. Unter anderem werden in dem Dokument verbesserte Kommunikationsstrategien und transparente Berichterstattungen gewünscht. Gefordert werden zudem mehr Forschungs- und Entwicklungsaktivitäten von Pharmafirmen für Diagnostika, Medikamente und Impfstoffe[7]. Fünf Monate später ging die damalige aus Hong Kong stammende Generaldirektorin der WHO, Margaret Chan, noch einen Schritt weiter und sprach in ihrer Rede vom September 2015 von drei großen Herausforderungen, welche die WHO bewältigen müsse, um ähnliche Katastrophen in Zukunft zu verhindern[8]. Zum einen müssten die schlecht funktionierenden Kommunikations- und

---

[4] www.rki.de/DE/Content/InfAZ/E/Ebola/Kurzinformation_Ebola_in_Westafrika.html
[5] www.rki.de/DE/Content/InfAZ/E/Ebola/Kurzinformation_Ebola_in_Westafrika.html
[6] www.who.int/csr/disease/ebola/joint-statement-ebola/en/
[7] www.who.int/csr/disease/ebola/joint-statement-ebola/en/
[8] www.who.int/dg/speeches/2015/18months-after-ebola-outbreak/en/

Transportsysteme verbessert werden, um die gravierenden Mängel der derzeitigen nationalen Präventions- und Notfallpläne zu beheben. Des Weiteren bemängelt sie die unzureichenden Vorsorgemaßnahmen und das Fehlen von Krisenplänen der internationalen Völkergemeinschaft. Eine dritte Hürde, die es zu überwinden gelte, seien die Spannungen, die auftreten, wenn die Mitglieder der internationalen Völkergemeinschaft aufgrund einer Krise sich in ihrer Souveränität bedroht fühlten. Dies, so folgert Margaret Chan, würde das Risiko erhöhen, dass bei zukünftigen Krisen eine solidarische Bereitschaft zu gemeinsamen Maßnahmen zum Erliegen kommen könne.

Tatsächlich haben diese Forderungen zunächst ihre Wirkung erzielt. So auch im Kongo, im dem 2018 eine Ebola-Epidemie fast zwei Jahre ihre tödlichen Spuren hinterließ. Der Epidemie fielen ca. 2300 Menschen zum Opfer. Dass die Zahl deutlich geringer ausfiel als bei dem Ausbruch 2014 und 2015 in Westafrika, ist auch einer Impfkampagne der WHO zu verdanken. Dies wurde auch am 25. Juni 2020 in einer Pressemitteilung deutlich, in der die WHO das Ende der kongolesischen Ebola offiziell verkündete[9]. In der Presseerklärung heißt es außerdem, dass mit der Impfung von mehr als 300.000 Kongolesen sehr wahrscheinlich der Ausbruch einer weltweiten Pandemie verhindert werden konnte.

Menschen, die eine Ebola-Infektion überlebt haben, leiden erheblich unter Spätfolgen und haben eine deutlich verkürzte Lebenserwartung. Eine von der WHO unterstützte Studie aus dem Jahr 2015 zeigt, dass Ebola-Überlebende über Seh- und Hörstörungen klagen, Schluck- und Schlafbeschwerden haben und von Depressionen geplagt werden. Außerdem können neben Gelenkschmerzen und Schlafstörungen auch Symptome von geistiger Verwirrung auftreten[10]. In einer weiteren Veröffentlichung publizierte die WHO, dass das Risiko einer verkürzten Lebenserwartung bei Menschen, die eine Ebola-Infektion überlebt haben, um das Fünffache erhöht ist[11]. Beide Studien machen deutlich, dass flächendeckende Impfprogramme nicht nur den Ausbruch von Pandemien verhindern, sondern dass sie auch Schutz vor Spätfolgen und Langzeitschäden bieten.

Die Entwicklungen im Kongo weckten die Hoffnung, dass die Völkergemeinschaft die richtigen Schlüsse zur Bekämpfung von Epidemien und Pandemien gezogen hatte. Die Corona-Krise zeigt jedoch, wie zerstritten die Welt ist und wie schwer es ist, solidarische Maßnahmen zur Bekämpfung der Pandemie zu

---

[9]www.who.int/news-room/detail/25-06-2020-10th-ebola-outbreak-in-the-democratic-rep ublic-of-the-congo-declared-over-vigilance-against-flare-ups-and-support-for-survivors-must-continue
[10]www.sciencedirect.com/science/article/pii/S1473309915701520?via%3Dihub
[11]www.sciencedirect.com/science/article/pii/S1473309919303135?via%3Dihub

ergreifen. Dazu haben eine fehlende Transparenz und eine unzulängliche Kommunikation beigetragen. Beides hat zu unnötigen Verzögerungen geführt und dem Virus erlaubt, die Welt in eine der größten Katastrophen seit Ende des 2. Weltkrieges zu stürzen. Die Folgen sind inzwischen so immens, dass unser Leben nach der Corona-Krise, falls es ein Ende geben sollte, nicht mehr so sein wird wie vorher. Um weitere Schäden abwenden zu können, ist die Entwicklung eines Corona-Impfstoffes, der weltweit und flächendeckend zugänglich sein muss, unerlässlich. Die WHO ist sich dieser schweren Aufgabe bewusst und unterstützt entsprechende Programme. Im Juli 2020 konnte man auf der WHO Homepage lesen, dass zurzeit mehr als 150 Länder an der Entwicklung von Impfstoffen gegen COVID-19 forschen[12]. Wann ein Impfstoff zum Einsatz kommen kann, ist jedoch nur schwer vorhersehbar.

Trotz der angesprochenen politischen und wirtschaftlichen Probleme, die zur Ausbreitung von Pandemien beigetragen haben, kann die WHO auf eine Vielzahl erfolgreicher Impfprogramme zurückblicken[13]. Wie bereits erwähnt, wurden die Pocken 1980 ausgerottet. Bei der Kinderlähmung ist es abzusehen, dass man bald einen ähnlichen Erfolg verzeichnen kann. Auch bei flächendeckenden Impfkampagnen kann ein positives Resümee gezogen werden. Erhielten 1980 weltweit nur 20 % aller Kinder lebenswichtige Impfstoffe, ist diese Zahl 2018 auf 88 % gestiegen. Das Ergebnis ist beachtenswert. Starben im Jahr 2000 noch ca. 200.000 Neugeborene an Tetanus (Wundstarrkrampf), verringerte sich die Zahl 2018 auf 25.000, was einem Rückgang von fast 90 % entspricht. Neben der bereits erwähnten Ebola-Fieber-Kampagne konnten unter der Mitwirkung der WHO Infektionskrankheiten wie Cholera, Gelbfieber, Meningitis, Masern, Diphtherie, und Hepatitis B erfolgreich mit Impfprogrammen bekämpft werden. Andere Impfstoffe wie ein Malaria-Impfstoff, der derzeit in Ghana, Kenia und Malawi getestet wird, sind noch in der Entwicklungsphase und werden bald einsatzfähig sein. Laut WHO werden mit diesen Programmen und Maßnahmen jedes Jahr viele Millionen Menschenleben gerettet[14]. All dies gibt Anlass zur Hoffnung, dass es unter der Mithilfe der WHO möglich sein wird, dringendst benötigte Impfstoffe gegen das SARS-CoV-2 Virus herzustellen, die weltweit einsetzbar sind. Denn nur so wird es möglich sein, die Corona-Krise erfolgreich zu bekämpfen.

---

[12] www.who.int/news-room/detail/15-07-2020-more-than-150-countries-engaged-in-covid-19-vaccine-global-access-facility

[13] www.who.int/news-room/feature-stories/detail/the-vaccines-success-story-gives-us-hope-for-the-future

[14] www.who.int/news-room/feature-stories/detail/the-vaccines-success-story-gives-us-hope-for-the-future

Plagen, Herdenimmunität und Impfungen

> *„Plagen sind ja etwas Häufiges, aber es ist schwer, an Plagen zu glauben, wenn sie über einen hereinbrechen. Es hat auf der Welt genauso viele Pestepidemien gegeben wie Kriege. Und doch treffen Pest und Krieg die Menschen immer unvorbereitet.“*[*]
>
> *Albert Camus*

4.1 Plagen

Werden Pandemien in Zukunft häufiger auftreten? Kann eine Herdenimmunität zur Eindämmung von pandemischen Seuchen beitragen? Welche Bedeutung werden Impfungen in Zukunft haben?

Diese und ähnliche Fragen werden uns in Zukunft noch lange beschäftigen. Mit dem Ausbruch der Corona-Pandemie wurde die Weltgemeinschaft 2020 in eine der schwersten Krisen seit dem 2. Weltkrieg gestürzt. Dabei wäre die Welt besser vorbereitet gewesen, wenn man aus den, wenn auch nicht so verheerenden, Pandemien der letzten Jahrzehnte seine Lehren gezogen oder den mahnenden Stimmen von Wissenschaftlern und Ärzten mehr Gehör geschenkt hätte. All dies hat dazu beigetragen, dass das Ausmaß der Corona-Krise inzwischen die schlimmsten Befürchtungen bei weitem übertroffen hat und es nicht absehbar ist, wann oder ob sich die Welt jemals wieder erholen wird. Weitere Pandemien werden folgen, u. a. auch deshalb, weil der Mensch in den letzten zwei Jahrhunderten einen erheblichen Raubbau an der Natur betrieben hat. Die wachsende Bevölkerung, eine aggressive Landwirtschaft und die industriell verursachte

---

[*](Camus, Albert. Die Pest (German Edition) (S. 46). Rowohlt E-Book. Kindle Edition)

© Springer Fachmedien Wiesbaden GmbH, ein Teil von Springer Nature 2021
H. Herwald, *Warum Impfungen für Mensch und Gesellschaft so wichtig sind*, essentials, https://doi.org/10.1007/978-3-658-32635-7_4

Umweltverschmutzung sind nur drei von vielen Gründen, die entscheidend hierzu beigetragen haben.

Um sich auf der Erde ausbreiten zu können, hat der Mensch den Lebensraum vieler Pflanzen- und Tierarten immer mehr eingeschränkt und sie teilweise sogar auch ausgelöscht. Mit steigenden Bevölkerungszahlen wurden die Eingriffe in die Natur immer massiver. Eine industrielle Agrarwirtschaft und eine energieintensive Lebensweise haben große Teile unseres Lebensraums unwiderruflich zerstört. Auch wenn Umweltschutzorganisationen immer wieder auf die möglichen Konsequenzen der menschengemachten Ausbeutung von natürlichen Ressourcen aufmerksam machen, reagiert die Weltgemeinschaft nur sehr langsam auf die Forderungen einer nachhaltigen Umweltpolitik. Viel Zeit verbleibt uns jedoch nicht mehr, um die bevorstehenden Katastrophen abzuwenden. Der *Weltrat für Biologische Vielfalt* (Intergovernmental Science-Policy Platform on Biodiversity and Ecosystem Services; IPBES), eine UN-Organisation mit Sitz in Bonn, veröffentlichte beispielsweise 2019 einen Rapport über das bevorstehende sechste Massensterben von Tier- und Pflanzenarten[1]. Dieses sei von Menschenhand gemacht und habe zu massiven Veränderungen unseres Ökosystems beigetragen. So seien inzwischen ca. 75 % aller Landflächen und mehr als 60 % der Ozeane durch den Menschen geschädigt worden. Die Folgen sind unübersehbar. Von den augenblicklichen 8 Mio. existierenden Lebensarten auf der Erde sind mehr als 10 % vor dem Aussterben bedroht. Der IPBES Rapport ist nur eines von vielen Beispielen, in denen vor den Folgen des von Menschen verursachten Eingriffs in die Natur gewarnt wird. Besonderes mediales Aufsehen erregte eine Untersuchung, die 2019 von einem internationalen Forscherteam in der Fachzeitschrift *PLoS One* publiziert wurde[2]. Aus ihr geht hervor, dass in der Zeit von 1989 bis 2016 die Biomasse von Fluginsekten bis zu über 75 % zurückgegangen ist. Auch aus Deutschland kommen beunruhigende Nachrichten. So berichtete 2019 das Fachjournal *Nature,* dass das Artensterben von Insekten an deutschen Standorten insbesondere in Landschaften mit hohen landwirtschaftlichen Nutzflächen alarmierende Ausmaße angenommen habe[3]. Aufgrund des besorgniserregenden Rückgangs fordern die Autoren in diesem Artikel, dass sowohl auf nationaler

---

[1] https://ipbes.net/global-assessment

[2] Hallmann CA, Sorg M, Jongejans E, Siepel H, Hofland N, Schwan H, Stenmans W, Müller A, Sumser H, Hörren T, Goulson D, de Kroon H: More than 75 percent decline over 27 years in total flying insect biomass in protected areas. PLoS One 2017;12:e0185809.

[3] Seibold S, Gossner MM, Simons NK, Blüthgen N, Müller J, Ambarli D, Ammer C, Bauhus J, Fischer M, Habel JC, Linsenmair KE, Nauss T, Penone C, Prati D, Schall P, Schulze ED, Vogt J, Wøllauer S, Weisser WW: Arthropod decline in grasslands and forests is associated with landscape-level drivers. Nature 2019;574:671–674.

als auch internationaler Ebene Paradigmenwechsel in der Landnutzungspolitik vollzogen werden müssen, um einem weiteren Artenrückgang entgegenzuwirken. Derzeit verstärken sich die Anzeichen, dass eine Verminderung der Lebensräume und der Artenvielfalt das Entstehen von Pandemien zur Folge hat. Diese Befunde sind auf den ersten Blick nicht offensichtlich, da es in der Geschichte der Menschheit immer wieder Berichte von verheerenden Plagen und Seuchen gab. Dies geschah auch in Zeiten, in denen die Erde noch nicht in einem solch großen Ausmaß ausgebeutet wurde, wie es heute geschieht. Dennoch haben damals wie heute Plagen und Seuchen eine Spur von Verwüstung, Leid und Tod hinterlassen. Die Frage stellt sich daher, wieso die Vernichtung von Lebensraum und Naturressourcen zum Entstehen von Pandemien beitragen kann. Um sie zu beantworten, muss man verstehen, welche Voraussetzungen vorhanden sein müssen, damit sich aus einer Infektion eine Pandemie entwickeln kann.

Meist werden Pandemien von Bakterien oder Viren verursacht. Beispielsweise werden die Pest durch Bakterien der Spezies *Yersinia pestis* und die Cholera durch Bakterien der Spezies *Vibrio cholerae* ausgelöst. Zu den Pandemien, die durch Viren entstehen, zählen die Spanische Grippe wie auch die Hongkong- und die Asiatische Grippe. Sie werden durch Influenza-Viren hervorgerufen. Es fällt auf, dass Pandemien im 20. und 21. Jhd. hauptsächlich durch Viren verursacht wurden, wie z. B. die SARS-Pandemie, die 2002/2003 durch das SARS-Coronavirus ausgelöst wurde. Andere Beispiele sind die Vogelgrippe, verursacht durch das Influenza-A-Virus H5N1, und Ebola, das durch das Ebolavirus hervorgerufen wird. In der Liste der Viren, die in jüngster Zeit zu einer weltweiten Pandemie geführt haben, muss auch das Humane Immundefizienz-Virus (HIV) genannt werden. Es wurde erstmals in den 1980er Jahren beschrieben als es sich innerhalb kürzester Zeit weltweit verbreitete. Bis heute hat HIV mehr als 35 Mio. Menschen das Leben gekostet. Nur der Spanische Grippe, die zwischen 1918 bis 1920 in drei Wellen ausbrach, fielen, laut WHO, mit über 100 Mio. Toten mehr Menschen zum Opfer. Inwieweit die Corona-Pandemie in die Liste der verheerendsten Seuchen eingeordnet werden kann, lässt sich zurzeit nicht vorhersagen. Es ist jedoch jetzt schon absehbar, dass der Weltgemeinschaft eine sehr schlimme und lang andauernde humanitäre Krise bevorstehen wird.

Wie schon erwähnt, haben in der Geschichte der Menschheit Pandemien, in der Vergangenheit auch als Plagen und Seuchen bezeichnet, immer wieder ihre tödlichen Spuren hinterlassen. Auch wenn es aus jeder Epoche zahlreiche Beispiele gibt, war das Mittelalter besonders hart von immer wiederkehrenden Pandemien betroffen. So wütete beispielsweise die Pest im 14. und 15. Jhd. gleich mehrmals in Europa und kostete mehr als einem Drittel der europäischen Bevölkerung das Leben. Aus Mangel an wissenschaftlicher Erkenntnis glaubte man damals, dass der schwarze Tod, wie die Pest damals bezeichnet wurde, eine Strafe Gottes sei. Es sollten einige Jahrhunderte vergehen, bis es 1894 dem schweizerisch-französischen Arzt und Bakteriologen Alexandre Émile Jean Yersin (1863–1943) gelang, den Verursacher dieser tödlichen Krankheit zu isolieren. Bei dem Erreger, der nach seinem Entdecker *Yersinia pestis* benannt wurde, handelt es sich um einen Vertreter der Enterobakterien. Diese gehören zur Gattung der fakultativ anaeroben Stäbchenbakterien, sind also Mikroorganismen, die für ihren Stoffwechsel keinen Sauerstoff benötigen. Nur wenige Jahre später konnten Masanori Ogata (1852–1919) und Paul-Louis Simond (1767–1815) unabhängig voneinander den Infektionsverlauf aufklären. Die beiden Forscher zeigten, dass die Pest durch Rattenflöhe auf den Menschen übertragen wird. Heute weiß man, dass Ratten die Bakterien über verdorbene Nahrung aufnehmen. Nach dem Verzehr können sich die Bakterien dann vermehren und in die Blutbahn ihres Wirtes gelangen. Dort werden sie von blutsaugenden Flöhen aufgenommen und können an andere Ratten weitergegeben werden, wenn die infizierten Flöhe bei ihrer Nahrungssuche auf einen neuen Wirt überspringen. Solange genügend Ratten in der Umgebung vorhanden sind, handelt es sich um einen Infektionszyklus, bei dem die Ratten als Wirt fungieren und die Flöhe, auch als Vektoren bezeichnet, als Zwischenwirt für das Bakterium dienen. Wenn keine weiteren Wirte oder Zwischenwirte involviert sind, spricht man von einem geschlossenen Infektionszyklus. Um den Infektionsweg geschlossen zu halten, ist es wichtig, dass die Rattenpopulation nicht zu sehr dezimiert wird. Daher ist es im Interesse des Pathogens, die Infektionssterblichkeitsrate auf einem so niedrigen Niveau zu halten, dass es für die Flöhe immer einen Nachschub an neuen Wirten gibt. Um dies zu gewährleisten hat sich *Y. pestis* in Folge eines langwierigen evolutionären Prozesses an seinen Wirt angepasst. Der Infektionszyklus kann jedoch gestört werden, wenn die Rattenpopulation aus irgendeinen Grund unter einen bestimmten Schwellenwert sinkt. Durch den Wegfall ihres eigentlichen Wirtes werden die Flöhe dann gezwungen, sich nach neuen Nahrungsquellen umzuschauen. In der Fachliteratur spricht man dann von zoonotischen Infektionen. Oftmals handelt es sich um einen neuen Wirt, der es nicht gewohnt ist, eine Allianz mit dem Pathogen zu bilden. Dies kann dann dazu führen, dass der neue Wirt sehr viel anfälliger auf eine Infektion reagiert und er nicht genügend Abwehrkräfte entwickeln kann, um zu überleben.

Als im Mittelalter der internationale Seehandel blühte, durchkreuzten immer mehr Schiffe die Weltmeere. Importiert wurden nicht nur Gewürze, Seide, Edelsteine und Elfenbein, sondern auch Ratten, die als blinde Passagiere nach Europa eingeschleppt wurden. Der Lebensraum für die Ratten war auf den Schiffe jedoch begrenzt, und so konnte es vorkommen, dass ihre Population aufgrund von fehlenden Nahrungsquellen stetig sank. Dies hatte zur Folge, dass der Infektionszyklus unterbrochen wurde und sich die Rattenflöhe einen neuen Wirt suchen mussten. Daher war es oft nur eine Frage der Zeit bis die Flöhe die Besatzung befielen und so die Pest auf den Menschen übertrugen. Die aktuelle von Menschen verursachte Zerstörung unseres Lebensraums hat ähnliche Konsequenzen. Denn durch das Verschwinden der Artenvielfalt, müssen sich viele Mikroorganismen einen neuen Wirt suchen. Oftmals gerät damit das Gleichgewicht außer Kontrolle, da sich der neue Wirt nicht auf den Parasiten eingestellt hat. In vielen Fällen gelingt es dem Wirt, sein Immunsystem auf die neue Gefahr einzustellen und das Bakterium oder das Virus zu eliminieren. Jedoch kann es auch vorkommen, wie bei Ebola-Pandemien, dass der Wirt keine Abwehrmöglichkeiten entwickeln kann und an den Folgen der Infektion stirbt. In Anbetracht, dass das Artensterben immer größere Ausmaße annimmt, ist es daher nur eine Frage der Zeit, wann andere Mikroorganismen auf der Suche nach einen neuen Wirt auch den Menschen infizieren werden. Hinzu kommt, dass sich das Mobilitätsverhalten der Menschen in den letzten Jahrzehnten sehr verändert hat. Das Überwinden von geografischen Barrieren findet aus heutiger Sicht auf vielen Ebenen statt, sei es aufgrund der Globalisierung und internationaler Handelsbeziehungen, sei es aufgrund von zunehmenden Flüchtlingsströmen oder sei es aufgrund von privaten Interessen, wie das Reiseverhalten vieler Menschen. All dies hat dazu beigetragen, dass sich das Sars-CoV-2 Virus innerhalb kürzester Zeit weltweit verbreiten konnte.

Sicherlich muss es jetzt von höchster Priorität sein, eine weitere Ausbreitung des Virus zu verhindern, antivirale Sars-CoV-2 Virus Medikamente zu entwickeln und einen COVID-19 Impfstoff der Weltbevölkerung zur Verfügung zu stellen. Doch dies sind keine dauerhaften Lösungen, da der Raubbau an der Natur und die fehlende Umsetzung eines nachhaltigen Lebensstils das Risiko weiterer Pandemien erhöhen wird. Um diesen drohenden Gefahren entgegenwirken zu können, müssen globale Lösungen gefunden werden, in denen die gesamte Komplexität der Problematik zugrunde gelegt wird. Hier ist die Weltgemeinschaft gefragt, da es nicht nur um Umweltschutzfragen geht, sondern es auch weltweite politische, wirtschaftliche und soziale Probleme zu lösen gilt. In Anbetracht der derzeitigen politischen Lage, in der national orientierte und antidemokratische Systeme immer mehr an Einfluss gewinnen, erschwert sich leider zunehmend die Suche nach globalen Lösungen, die dringendst notwendig sind.

Nicht nur die bisher genannten Ursachenhaben das Auftreten von zoonotischen Infektionen erhöht. Auch die unsachgemäße Anwendung von Antibiotika hat zur Entstehung von multiresistenten Bakterien geführt. Bereits jetzt sterben laut WHO jedes Jahr mehr als 700.000 Menschen an Infektionen, die von multiresistenten

Bakterien verursacht werden[4]. Falls keine Maßnahmen entwickelt werden, die einer weiteren Ausbreitung entgegenwirken, wären die Konsequenzen laut WHO verheerend. Die WHO geht davon aus, dass 2030 ca. 24 Mio. Menschen aufgrund von Antibiotikaresistenzen in die Armut getrieben werden und 2050 ca. 10 Mio. Menschen jährlich an den Folgen sterben werden. Auch hier sind wirtschaftliche und politische Gründe für diese Entwicklungen verantwortlich.

Antibiotika wurden erstmals in den 1940er Jahren zur Bekämpfung von Infektionen eingesetzt und konnten vielen verwundeten Soldaten im 2. Weltkrieg das Leben retten. Hier ist insbesondere Penicillin zu erwähnen, das 1928 von dem schottischen Mediziner und Bakteriologen Sir Alexander Fleming (1881–1955) isoliert wurde. Für seine Entdeckung wurde er 1945 mit dem Nobelpreis ausgezeichnet. Aufgrund des breiten antibakteriellen Spektrums wurde Penicillin in der Nachkriegszeit als Wunderwaffe bezeichnet. Dies ließ viele Menschen glauben, dass der Kampf gegen bakterielle Infektionskrankheiten endgültig gewonnen sei. Jedoch traten schon wenige Jahre nach einer flächendeckenden klinischen Verwendung von Penicillin erste Resistenzen auf. In der Folgezeit wurden immer mehr bakterielle Erreger auch gegen andere Antibiotika resistent wie z. B. gegen Vancomycin, Methicillin und Chinolone.

Heute weiß man, dass das Auftreten von Antibiotikaresistenzen nur eine Frage der Zeit war. Im Gegensatz zu höher entwickelten Lebewesen können sich Bakterien relativ schnell auf eine veränderte Umgebung einstellen und Mechanismen entwickeln, durch die ein Angriff durch Antibiotika abgewehrt werden kann. Zwar hätte man das Entstehen von Resistenzen nicht verhindern können, aber ein sorgsamerer Umgang mit Antibiotika hätte die Entstehung von multiresistenten Keimen deutlich verzögert. Hierzu gibt es zwei Gründe. Zum einen wurden in der Vergangenheit Antibiotika zu häufig schon bei einfachen Erkältungen, die nicht durch bakterielle, sondern durch virale Infektionen ausgelöst wurden, verschrieben. Zum anderen hat die Verwendung von Antibiotika in der Massentierhaltung bereits jetzt schon zum Entstehen von Multiresistenzen beigetragen. Im Gegensatz zu Viren besitzen Bakterien einen eigenen Stoffwechsel. Diesen benötigen sie, da sie Energie verwenden, um sich replizieren zu können. Daher sind sie, wie andere lebende Organismen, von der Zufuhr von Nahrungsmitteln abhängig. Viren hingegen haben keinen eigenen Stoffwechsel. Um sich zu vervielfältigen, schleusen Viren ihr Erbgut in die Zellen ihres Wirtes ein. Dort wird dann die Replikationsmaschinerie des Wirtes missbraucht, um neue Viren herzustellen. Auch die

---

[4]www.who.int/news-room/detail/29-04-2019-new-report-calls-for-urgent-action-to-avert-antimicrobial-resistance-crisis

Energie, die für diesen Vorgang notwendig ist, wird von dem Wirt zur Verfügung gestellt. Daher sind Viren im eigentlichen Sinne keine Lebewesen.

Per Definition sind Antibiotika Substanzen, die entweder das Wachstum von Bakterien eindämmen oder die Mikroorganismen abtöten. In der Fachsprache werden sie auch als Bakteriostatika und Zytostatika bezeichnet. Bakteriostatika können das Wachstum verhindern, indem sie in das Bakterium eindringen und dort Stoffwechselvorgänge blockieren. Oftmals verfallen dann die Bakterien in eine Art Dauerschlaf, aus der sie erst wieder „aufwachen", wenn die Antibiotikakonzentrationen unter einen bestimmten Schwellenwert fallen. Dagegen sind zytostatische Antibiotika Substanzen, die Bakterien abtöten. Ein typisches Beispiel ist Penicillin, das die äußere Zellmembran von vielen bakteriellen Spezies so perforieren kann, dass intrazelluläre Eiweißstoffe, die für das Überleben essentiell sind, aus den Bakterien freigesetzt werden.

Viele Antibiotika sind Naturprodukte, die von anderen Lebensformen hergestellt werden. So stammt beispielsweise Penicillin von dem Schimmelpilz *Penicillium chrysogenum*. Dieser produziert das Zytostatikum, um sich einen Überlebensvorteil zu verschaffen. Pilze sind Parasiten, die sich ihr Überleben sichern, indem sie abgestorbene Substanzen pflanzlichen oder tierischen Ursprungs zersetzen. Dabei setzen sie Gifte u. a. auch Penicilline frei, um sich einen Konkurrenzvorteil gegenüber anderen Parasiten, wie Bakterien, zu verschaffen. Bakterien, wie auch Schimmelpilze, zählen zu den ältesten Organismen auf unserem Planeten. Der Konkurrenzkampf zwischen den beiden Organismen findet daher inzwischen seit vielen hundert Millionen Jahren statt. Während dieses langen Zeitraums gelang es den Schimmelpilzen, ihre antibakteriellen Waffen immer besser auf ihren Feind einzustellen. So wurden schließlich Zytostatika wie Penicillin von den Schimmelpilzen ausgesondert, die zwar toxisch für Bakterien sind, jedoch keinen oder kaum Schaden für andere Organismen verursachen.

In Anbetracht, dass die äußere Hüllen von Bakterien und Viren keine Gemeinsamkeiten aufweisen und dass Viren keinen Stoffwechsel haben, ist es offensichtlich, dass Viruserkrankungen nicht mit Antibiotika geheilt werden können. Dennoch werden Antibiotika häufig verschrieben, auch wenn grippeähnliche Erkrankungen meist von Viren verursacht werden. Die Folgen sind katastrophal. Mittlerweile stellen beispielsweise Methicillin-resistente *Staphylococcus aureus* (MRSA) Bakterien eine ernsthafte Gefahr für viele Patienten dar, die sich einer Operation unterziehen müssen. Dabei können sich die Patienten selbst infizieren, weil Mund, Nase, Haut oder Darm mit resistenten Bakterien besiedelt sind. Auch das Krankenhauspersonal und andere Patienten sowie Besucher sind potenzielle Überträger und stellen eine immer größer werdende Gefahr dar. Wenn nach einer Operation die Wundheilung bei Patienten aufgrund einer Infektion verzögert wird und Komplikationen auftreten, müssen teilweise die infizierten Körperteile chirurgisch gesäubert werden, was im schlimmsten Fall die Amputation von Gliedmaßen bedeuten kann, um den Tod durch eine Blutvergiftung zu verhindern. Die aktuellsten Zahlen sind alarmierend. So berichtete 2018 das *European Centre for Disease Prevention and Control* (Zentrum für die Prävention und die Kontrolle von Krankheiten), dass inzwischen mehr als die Hälfte der *Escherichia coli*-Isolate, die dem Zentrum gemeldet wurden und mehr als ein Drittel der *Klebsiella pneumoniae*-Isolate gegen mindestens ein Antibiotikum resistent sind[5]. Aber auch ein Anstieg von anderen bakteriellen Spezies wurde verzeichnet, wie z. B. von Vancomycin-resistentes *Enterococcus faecium,* das innerhalb von drei Jahren von 10,5 % (2015) auf 17,3 % (2018) anstieg. Erschreckend sind auch die Berichte, dass kombinierte Resistenzen gegen mehrere antimikrobielle Substanzen immer häufiger auftreten. Diese Zahlen belegen, dass Antibiotikaresistenzen weiter auf dem Vormarsch sind und dass die Horrorszenarien, die von der WHO prognostiziert werden, ihre Berechtigung haben.

Um das Infektionsrisiko in der Massentierhaltung zu senken, werden heute immer noch Antibiotika prophylaktisch an Nutztiere verfüttert. Die Folgen dieses übermäßigen Einsatzes haben bereits jetzt schon zur Entstehung von antibiotikaresistenten Keimen beigetragen und können, wenn kein Umdenken stattfindet, das Entstehen von Pandemien beschleunigen. So zeigen beispielsweise Untersuchungen von *Germanwatch,* die im April 2019 veröffentlicht wurden, dass mehr als 50 % der getesteten Hähnchenfleischproben mit antibiotikaresistenten Erregern kontaminiert waren[6]. Besonders besorgniserregend ist, dass u. a. auch Resistenzen gegen *Colistin* festgestellt wurden. *Colistin* ist ein Antibiotikum, dass Ende der 1950er Jahre als Medikament zugelassen wurde. Nach nur wenigen Jahren wurde es wegen seiner erheblichen Nebenwirkungen wieder vom Markt genommen. In der heutigen Zeit kommt es erneut als sogenanntes Reserveantibiotikum zu Einsatz, wenn bei Patienten mit lebensgefährlichen Blutvergiftungen, durch multiresistente Keime verursacht, kein anderes Medikament mehr wirkt. Daher müsste aus Sicht von vielen Interessenverbänden, wie Ärzte- und Patientenvereinigungen, die Verwendung von *Colistin* in der Massentierhaltung verboten werden. Doch konnte sich bislang die deutsche Bundesregierung nicht zu einer solchen Maßnahme durchringen. Diese Entscheidungsträgheit ist kaum verständlich, wenn

---

[5] www.ecdc.europa.eu/en/publications-data/surveillance-antimicrobial-resistance-europe-2018

[6] www.germanwatch.org/sites/germanwatch.org/files/Analyse%20von%20H%C3%A4hnch enfleisch%20auf%20antibiotikaresistente%20Erreger_0.pdf

man sich vor Augen hält, wie viele Leben durch den Einsatz von *Colistin* gerettet werden konnten.
Die Übertragung von multiresistenten Keimen kann aber auch von Menschen ausgehen, die im ständigen Kontakt mit Tieren sind. So sind mittlerweile viele Landwirte und Tierärzte sowie auch das Personal von fleischverarbeitenden Betrieben Träger von Staphylokokken, die gegen Methicillin resistent sind. Das Problem ist schon seit langen bekannt, wie beispielsweise eine Studie aus dem Jahr 2008 zeigt, in der die Übertragung von Methicillin-resistenten Bakterien auf Tierärzte untersucht wurde[7]. Nicht unerwartet kamen die Forscher schon damals zu dem Schluss, dass die Übertragung von multiresistenten Keimen auf Menschen, die mit diesen Tieren beruflich in Kontakt kommen, die Ausbreitung von zoonotischen Infektionskrankheiten auf andere Bevölkerungsteile beschleunigen kann. Diese Gefahrenquelle, so die Autoren, könne zu einer weltweiten Ausbreitung von MRSA verursachten Infektionen führen. Dabei handelt es sich um eine schleichende Gefahr. Denn Landwirte, Tierärzte und das Personal von fleischverarbeitenden Betrieben tragen die Bakterien oft im Nasen-Rachenraum. Dort können sie sich langfristig einnisten, ohne den Wirt zu schädigen oder Krankheiten auszulösen. Die Übertragung der Bakterien erfolgt über Tröpfchen, die beim Sprechen, Niesen oder Husten auf einen anderen Wirt überspringen können. Falls dabei die Bakterien auf offene Wunden gelangen, können sie dort schwer zu heilende Infektionen auslösen oder in den Blutkreislauf gelangen und eine Sepsis hervorrufen, die dann oft nicht mehr mit Antibiotika behandelt werden kann. Dass es sich hierbei um eine ernstzunehmende Gefahr handelt, zeigt ein Artikel, der 2016 im *Bundesgesundheitsblatt Gesundheitsforschung Gesundheitsschutz* veröffentlicht wurde[8]. Aus ihm geht hervor, dass bis zu 86 % der getesteten Landwirte, die in der industriellen Schweinezucht arbeiten, MRSA Träger waren. Deutlich geringer, aber immer noch besorgniserregend war die Anzahl MRSA-positiv getesteter Landwirte, die in der Geflügel- oder Rinderzucht tätig sind. Hier wurden Werte von bis zu 37 % bzw. bis zu 38 % ermittelt. Auch bei den untersuchten Tierärzten, wurden mit 45 % sehr hohe MRSA Infektionsraten festgestellt. Welche Gefahr von diesen Berufsgruppen ausgehen kann, geht ebenfalls

---

[7]M. W. Wulf et al., Prevalence of methicillin-resistant Staphylococcus aureus among veterinarians: an international study. Clinical microbiology and infection: the official publication of the European Society of Clinical Microbiology and Infectious Diseases 14, 29–34 (2008).
[8]Idelevich EA, Lanckohr C, Horn D, Wieler LH, Becker K, Kock R: Antibiotika-resistente Erreger in Deutschland. Bundesgesundheitsblatt Gesundheitsforschung Gesundheitsschutz 2016;59:113–123.

aus diesem Bericht hervor. Denn bis zu 13 % der Haushaltsmitglieder von den getesteten Landwirten und Tierärzten waren ebenfalls MRSA-positiv.

Wie bereits erwähnt, kann der prophylaktische Einsatz von Antibiotika in der Massentierhaltung zur Entstehung von multiresistenten Stämmen führen. Falls es sich z. B. um resistente Darmbakterien handelt, werden diese ausgeschieden und lassen sich in den Exkrementen der Zuchttiere nachweisen. Daher ist das Düngen mit Gülle eine weitere Methicillin Gefahrenquelle in der Landwirtschaft, die zur Entstehung und Verbreitung von multiresistenten Keimen beitragen kann. Besonders deutlich wird dieses Problem in einer flächendeckenden deutschen Studie beschrieben, die Greenpeace im April 2020 publiziert hat[9]. In diesem Bericht beschreibt Greenpeace, dass sich in 12 von 15 untersuchten Bodenproben resistente und teilweise auch multiresistente Bakterien befanden. Auf den Äckern können die resistenten Keime von den angebauten Pflanzen oder aber auch von Nutz-und Wildtieren aufgenommen werden und unterschiedliche Nahrungsketten infizieren. Sie können aber auch von den Äckern ins Grundwasser gelangen und so beispielsweise Seen und Flüsse kontaminieren oder die Trinkwasserversorgung gefährden. Inzwischen mehren sich sogar Forderungen, dass die Kläranlagen in Deutschland modernisiert werden müssen, weil sonst nicht mehr sichergestellt werden kann, dass sich keine resistenten Erreger in unserem Trinkwasser befinden.

4.2 Herdenimmunität

Zur Bewältigung der Corona-Krise wird oft über Herdenimmunität gesprochen und diskutiert, ob durch sie die Pandemie eingedämmt werden könne. Diese Diskussion macht durchaus Sinn, da es aus den letzten zwei Jahrhunderten einige Beispiele gibt, in denen eine Herdenimmunität zur Eindämmung von Infektionskrankheiten wie Pocken, Masern oder Kinderlähmung beitragen konnte. Um eine COVID-19 Pandemie erfolgreich zu bekämpfen, setzen daher einige Staaten, wie Schweden, sogar bewusst auf eine Herdenimmunität. Kann aber eine Herdenimmunität wirklich einen weiteren Ausbruch von Sars-CoV-2 Infektionen verhindern? Die Frage lässt sich sowohl mit „nein" als auch mit „ja" beantworten, weil es verschiedene Maßnahmen zum Erreichen von Herdenimmunitäten gibt. Was aber genau ist eine Herdenimmunität und wieso kann sie eine ganze Bevölkerung vor einer Pandemie schützen? Um diese Fragen zu beantworten, muss zuerst der Begriff der Herdenimmunität definiert werden. Im *Pschyrembel*,

---

[9]www.greenpeace.de/themen/landwirtschaft/gefaehrliche-keime-der-guelle

einem der meistgenutzten deutschsprachigen klinischen Wörterbücher, wird er wie folgt beschrieben: Herdenimmunität ist „*die Unempfänglichkeit der Population für bestimmte Infektionskrankheiten, die auf einer hohen Durchseuchungs- plus Durchimpfungsrate beruht. Herdenimmunität schützt auch ungeimpfe Individuen, da die Krankheitserreger sich nicht mehr ausreichend ausbreiten können. Die notwendige Höhe der Durchimpfungsrate variiert je nach Infektiosität zwischen 75 und 95 %*"[10].

Aus dieser Definition geht hervor, dass eine Herdenimmunität sowohl durch ungeschützte Verbreitung des Erregers als auch durch gezielte Impfstrategien hervorgerufen werden kann. Für den ersteren Fall müssen bestimmte Voraussetzungen erfüllt sein. Zum einen muss garantiert sein, dass nach einer überstandenen Infektion ein lebenslanger Immunschutz besteht, wie es z. B. bei Masern der Fall ist. Außerdem muss gewährleistet sein, dass es sich um eine homogene, also um eine gleichförmige, Verbreitung des Virus in einer Bevölkerung handelt. Zudem muss sichergestellt werden, dass nach einer Virusinfektion keine Spätfolgen für die betroffenen Patienten entstehen.

In Bezug auf den Sars-CoV-2 Virus sind keine dieser drei Voraussetzungen erfüllt. So gibt es inzwischen erste Anzeichen, dass Personen, die sich von einer Infektion erholt haben, ein zweites Mal erkranken können. Es gibt zahlreiche Beispiele, dass es zu sogenannten *Superspreading-Events* gekommen ist, in denen eine Person innerhalb von kürzester Zeit eine Vielzahl von Personen angesteckt hat. Der Skandal vom Schlachthof Tönnies in Rheda-Wiedenbrück ist hier nur als Spitze eines Eisbergs zu nennen. Aber schon eine Familienfeier kann ausreichen, um einen *Superspreading-Event* auslösen zu können. Hinzu kommt, dass das Sars-CoV-2 Virus bei älteren Mitbürgern tödlicher wirkt als bei jüngeren. All dies trägt dazu bei, dass sich das Virus nicht homogen, sondern in Schüben ausbreiten kann und somit bei bestimmten Bevölkerungsgruppen größeren Schaden anrichtet als bei anderen. Dies trifft nicht nur auf unterschiedliche Altersstrukturen zu, sondern kann sich auch auf soziale und politische Verhältnisse beziehen. Ein Beispiel ist die Katastrophe im Flüchtlingscamp Moria auf der griechischen Insel Lesbos, die nach der Bekanntgabe der ersten Corona-Fälle im September 2020 ausgelöst wurde. Mittlerweile gibt es viele mahnende Stimmen, die davor warnen, dass insbesondere die sozial Benachteiligten bei einer ungeschützter Verbreitung des Sars-CoV-2 Virus die Hauptleidtragenden sein werden.

Auch in Bezug auf Langzeitschäden kann keine Entwarnung gegeben werden. Aufgrund von Erfahrungen mit anderen lebensbedrohlichen Virusinfektionen,

---

[10]https://www.pschyrembel.de/herdenimmunit%C3%A4t/A0THT/doc/

wie Ebola, ist bekannt, dass geheilte Patienten oft an Spätfolgen wie Mattig-
keit, Schlaflosigkeit und Depressionen leiden. Mittlerweile mehren sich Berichte,
dass auch genesene Corona-19-Patienten mit Nachwirkungen der Infektion zu
kämpfen haben. So wurde im Juli 2020 eine italienische Studie veröffentlich,
in der 143 Corona-Patienten mehr als 60 Tage nach ihrer Entlassung aus dem
Krankenhaus über mögliche Nachwirkungen befragt wurden. Auch wenn sämtliche untersuchte Personen als genesen galten und eine Infektion nicht mehr
festzustellen war, gaben 44 % der Befragten an, dass sich ihre Lebensqualität
deutlich verschlechtert habe. Mehr als die Hälfte der Personen (53 %) klagte über
Ermüdungserscheinungen und mehr als 43 % über Atemnot. Außerdem traten
andere Beschwerden wie Gelenk- und Brustschmerzen häufig bei den Befragten
auf[11]. Viele Experten warnen zudem vor möglichen neuronalen und kardiovas-
kulären Schäden. In Anbetracht dieser Berichte wäre es fahrlässig, wenn die
Möglichkeit von Spät- und Langzeitfolgen nach einer Corona-Infektion ausge-
schlossen würde und keine Beachtung fände. Selbst wenn es theoretisch möglich
wäre, eine SARS-CoV-2-Herdenimmunität durch eine natürliche oder bewusst
herbeigeführte Verbreitung des Virus zu erreichen, wäre dies mit verheerenden
gesellschaftlichen Konsequenzen verbunden und aus ethischer Sicht nicht zu
vertreten[12].

Inzwischen gibt es viele Stimmen, die vor einer Herdenimmunität durch
eine ungeschützte Verbreitung des Erregers warnen. So gaben die Präsidenten der außeruniversitären Forschungsorganisationen (Fraunhofer-Gesellschaft,
Helmholtz-Gemeinschaft, Leibniz-Gemeinschaft und Max-Planck-Gesellschaft)
im September 2020 eine Stellungnahme zur COVID-19-Epidemie heraus[13]. In
ihrer Erklärung warnen die Präsidenten vor einer Herdenimmunität, wenn sie
aufgrund einer ungeschützten Verbreitung des SARS-CoV-2 Virus gezielt her-
beigeführt werden sollte. Dafür gäbe es zwei Gründe. Zum einem verweisen
die Autoren auf die neuen Forschungsergebnisse mit COVID-19-Patienten, die
nach ihrer Genesung nur von einer kurz anhaltenden Immunantwort profitieren
können. Zum anderen sei die Anzahl dokumentierter Todesfälle in Ländern, die
auf eine Herdenimmunität gesetzt haben, um bis zu dem 10fachen höher als in
Ländern, in denen schon früh Maßnahmen eingeführt wurden, mit denen ein Ausbruch der Pandemie verhindert werden sollte. Eine unkontrollierte Ausbreitung

---

[11]Carfi A, Bernabei R, Landi F, Gemelli Against C-P-ACSG: Persistent symptoms in
patients after acute covid-19. JAMA 2020;324:603–605.

[12]Randolph HE, Barreiro LB: Herd immunity: Understanding covid-19. Immunity
2020;52:737–741.

[13]www.leibniz-gemeinschaft.de/ueber-uns/neues/forschungsnachrichten/forschungsnachr
ichten-single/newsdetails/jeder-beitrag-hilft.html

könnte verheerende Folgen haben, weil neben dem Auftreten von langanhaltenden Nebenwirkungen auch Risikogruppen nicht mehr ausreichend geschützt werden könnten. Um eine weitere Verbreitung des Virus zu verhindern, sei es wichtig, die Anzahl an Neuerkrankungen so niedrig wie möglich zu halten, um eine ausreichende medizinische Versorgung zu gewährleisten. Dies kann aber nur geschehen, wenn die Infektionsketten unterbrochen oder mindestens eingedämmt werden. Für jeden Mitbürger ist dies mit einem hohen Maß an Eigenverantwortung verbunden, wie z. B. das Einhalten von Hygienemaßnahmen, das Tragen von Gesichtsmasken, vorsorgliche Quarantäne und das Vermeiden von *Superspreading Events*. Nur so werde gewährleistet, dass unsere Gesellschaft zu einem normalen Leben zurückkehren könne, so das abschließende Resümee in der Stellungnahme[14].

So wenig Sinn eine Herdenimmunität durch ungeschützte Verbreitung des SARS-CoV-2 Erregers macht, desto wichtiger ist es, eine flächendeckende Impfstrategie zu entwickeln, um einer weiteren Ausbreitung der COVID-19-Pandemie entgegenzuwirken. Denn nur ein wirksamer Impfstoff ist der sicherste Weg, um die Herdenimmunität zu erreichen[15]. Dass dieses Ziel keine Utopie ist, belegen die Vielzahl an Studien, die zurzeit durchgeführt werden. Einige von ihnen haben in klinischen Studien eine Impstoff-Wirksamkeitsrate von über 90% gezeigt, ohne dabei Nebenwirkungen zu verursachen. Beschleunigte Zulassungsverfahren sind beantragt und daher kann man davon ausgehen, dass 2021 in Deutschland ein Impfstoff zur Verfügung stehen wird. Leider wird anfangs eine flächendeckende Impfung nicht durchführbar sein, weil es unmöglich sein wird, genügend Impfstoff zu produzieren. Deshalb muss zu Beginn einer COVID-19 Impfkampagne den Personen Vorrang gewährt werden, die entweder im Gesundheitswesen oder in der Altenpflege arbeiten oder zu Risikogruppen zählen. Auch nach Einführung eines Impfstoffs kann auf Maßnahmen wie soziale Distanz, Handhygiene und Gesichtsmasken nicht verzichtet werden. Die sogenannten AHA-Regel (Abstand, Hygiene und Alltagsmaske) muss auch in Zukunft eingehalten werden. Sie hat maßgeblich dazu beigetragen, dass eine schlimmere Verbreitung des Virus eingedämmt werden konnte. Auch in naher Zukunft wird sie benötigt werden, um unsere Gesellschaft vor einer weiteren Ausbreitung zu schützen. Denn erst nach einer flächendeckenden Immunisierung wird es möglich sein, diese Vorsichtsmaßnahmen langsam zurückzufahren.

---

[14] www.leibniz-gemeinschaft.de/ueber-uns/neues/forschungsnachrichten/forschungsnachr ichten-single/newsdetails/jeder-beitrag-hilft.html

[15] Fontanet A, Cauchemez S: Covid-19 herd immunity: Where are we? Nat Rev Immunol 2020;20:583–584.

Die WHO veröffentliche am 12. Oktober 2020 eine ähnlich deutliche Stellungnahme wie die Präsidenten der außeruniversitären Forschungsorganisationen[16]. In seiner Rede stellte der WHO Generaldirektor klar, dass eine Herdenimmunität nur im Rahmen einer Impfstrategie eine Population vor dem Ausbruch einer Pandemie schützen kann. Noch nie wurde in der Geschichte des öffentlichen Gesundheitswesen, so der WHO Generaldirektor, eine unkontrollierte Herdenimmunität eingesetzt, um eine Pandemie erfolgreich zu bekämpfen. Daher könne man nur dann eine Herdenimmunität erreichen, wenn Menschen durch Impfungen vor einem Virus geschützt würden und nicht, indem man sie einer gefährlichen Virusinfektion aussetze. Aus diesem Grund sei eine unkontrollierte Herdenimmunität sowohl aus wissenschaftlichen als auch aus ethischen Gründen äußerst problematisch und würde nur zu unnötigen Erkrankungen, zu vermeidbaren Leiden und im schlimmsten Fall zum Tode führen. Wie auch die Präsidenten der außeruniversitären Forschungsorganisationen, empfiehlt die WHO daher Sicherheitsvorkehrungen, wie die Vermeidung von Menschenmassen und die Einhaltung von Quarantäne, sowie Abstandhaltung, Handhygiene und das Tragen von Gesichtsmasken.

4.3   Impfungen

In der jüngeren Geschichte der Menschheit gibt es mehrere Beispiele, wie flächendeckende Impfkampagnen geholfen haben, den weiteren Ausbruch von Seuchen zu verhindern. Dabei waren die gewählten Methoden anfangs nicht immer ungefährlich. So auch im 18. Jhd., das auch als das Zeitalter der Pocken genannt wird. Pocken, auch als Blattern oder Variola bezeichnet, werden durch Pockenviren *(Orthopoxvirus variolae)* ausgelöst. Berichte über Seuchen, die durch Pocken verursacht werden, ziehen sich wie ein roter Faden durch die Geschichte der Menschheit. Medizinhistoriker gehen davon aus, dass bereits vor 12.000 Jahren durch Pockenviren Seuchen über die Menschheit hereinbrachen. Erste überlieferte Dokumente stammen aus Ägypten und China. Sie sind mehr als 3000 Jahre alt. In der Bibel werden sie im Alten Testament mit dem Ausbruch der sechsten Plage beschrieben: *„Da sprach der HERR zu Mose und Aaron: Füllt eure Hände mit Ruß aus dem Ofen, und Mose werfe ihn vor dem Pharao gen Himmel, dass er über ganz Ägyptenland staube und böse Blattern aufbrechen an den Menschen und am Vieh in ganz Ägyptenland. ... Da brachen auf böse Blattern an den Menschen*

---

[16]www.who.int/dg/speeches/detail/who-director-general-s-opening-remarks-at-the-media-briefing-on-covid-19---12-october-2020

und am Vieh."[17]. Auch aus dem Mittelalter gibt es immer wieder Befunde, die für einen Ausbruch von Pocken sprechen. Der zunehmende internationale Handel, Pilgerfahrten und Kreuzzüge trugen erheblich dazu bei, dass sich die Pocken in Europa ausbreiten konnten. Ende des 18. Jhd. kam es zu einem Ausbruch, in dem insbesondere Kinder der Seuche zum Opfer fielen. Heute geht man davon aus, dass damals ca. 10 % aller Kinder in Europa an einer Pockeninfektion starben.

Um sich vor der Krankheit zu schützen, kamen in China und Indien schon vor mehr als 3000 Jahren impfähnliche Verfahren zum Einsatz. Bei diesen Methoden, auch als *„Variolation"* bezeichnet, wurde der Schorf von den Wunden pockeninfizierter überlebender Personen zermörsert und wie ein Impfstoff an gesunde Menschen verabreicht. Dazu wurde das Pulver entweder auf zugeführte Wunden gegeben oder musste inhaliert werden. Zwar waren die Viren nach einer überstandenen Infektion weniger gefährlich, aber trotz allem waren sie immer noch replikationsfähig und imstande, eine neue teilweise lebensgefährliche Infektion auszulösen. Daher fielen auch viele Menschen dieser Art der Behandlung zum Opfer.

Ende des 18. Jhd. war die *Variolation* in vielen europäischen Ländern gängige Praxis. So musste sich auch der englische Landarzt Edward Jenner (1749–1823) als Kind dieser Prozedur unterziehen. Hätte er sie nicht überlebt, wäre die Geschichte der erfolgreichen Impfmaßnahmen um ein Kapitel ärmer. In seiner Tätigkeit als Arzt entwickelte er ein besonderes Interesse für Behandlungsmethoden gegen Pocken. Dieses Interesse wurde u. a. auch deshalb geweckt, weil Jenner zugetragen wurde, dass Milchmädchen, die an Kuhblattern, auch Kuhpocken genannt, erkrankt waren, vor Pocken geschützt seien. Da Kuhpocken für Menschen nicht lebensgefährlich sind, kam Jenner die Idee, dass durch eine Injektion von Kuhpockenschorf ein Schutz gegen eine Pockeninfektion aufgebaut werden könnte. Um seine Hypothese zu testen, wurde der Sohn seines Gärtners mit Kuhblattern infiziert, um ihn anschließend zwei Monate später mit hochinfektiösen Pockenviren anzustecken. In beiden Fällen zeigte der Junge Symptome einer grippeähnlichen Erkrankung, jedoch war sein Leben nie in Gefahr. Jenners erster Versuch, seine Ergebnisse zu publizieren, scheiterte, da man den Ergebnissen keinen Glauben schenkte. Erst nachdem er seine Theorie an anderen Menschen getestet hatte, u. a. auch an seinem Sohn, war es ihm möglich, seine Ergebnisse zu veröffentlichen. Somit wurde der Grundstein für die Ausrottung der Pocken schon vor mehr als 200 Jahren gelegt. Jenners Erfolgsgeschichte ist aber nicht nur für die Entwicklung von Impfstoffen wichtig, sie zeigt außerdem, wie sehr die Menschenrechte und die Würde des Menschen in den letzten zwei

---

[17]Altes Testament: 2. Mose 9, S. 8–10.

Jahrhunderten an Bedeutung gewonnen haben. Hätte Jenner diese Versuche in der heutigen Zeit unternommen, wäre er zurecht wegen versuchten Mordes angeklagt und verurteilt worden. Erst nach dem Ende des zweiten Weltkrieges rückten die Menschenrechte auch in den Fokus der medizinischen Forschung. Grund waren u. a. die menschenverachtenden Experimente, die Ärzte in der Zeit des Nationalsozialismus an Häftlingen in Konzentrationslagern durchgeführt hatten. Diese waren auch Teil der Anklagepunkte in den Nürnberger Prozessen, die in der Zeit von 1945 bis 1949 geführt wurden. So mussten sich im Nürnberger Ärzteprozess (1946–1947) 20 KZ-Ärzte ihren Medizinverbrechen stellen, da sie Menschenversuche gegen den Willen der Häftlinge durchgeführt und bewusst deren Tötung mit einbezogen hatten. Um weitere Gräueltaten, die angeblich der medizinischen Forschung dienen, zu verbieten, wurde im Anschluss an dem Nürnberger Ärzteprozess 1947 der Nürnberger Kodex eingeführt. Er besteht aus zehn Punkten, in denen die Voraussetzungen definiert wurden, die erfüllt werden müssen, um medizinische Versuche durchführen zu dürfen. Diese Regeln beinhalten u. a., dass eine freiwillige Zustimmung der Versuchsperson erforderlich ist, dass die Versuche dem Wohle der Gesellschaft dienen müssen und dass die Versuche niemals über jene Grenzen hinausgehen, die durch die humanitäre Bedeutung des zu lösenden Problems vorgegeben sind[18]. Zwar ist der Nürnberger Kodex kein bindendes Gesetz, aber er wird international als gültige Richtlinie anerkannt. Der Nürnberger Kodex ist daher auch Grundlage für Arzneimittelbehörden, wie die *U.S. Food and Drug Administration* (FDA), *European Agency for the Evaluation of Medicinal Products* (EMEA) und das *Bundesinstitut für Arzneimittel und Medizinprodukte* (BfArM). Diese Behörden müssen nicht nur sicherstellen, dass bei der Zulassung von neuen Medikamenten keine Gefahr für den Patient besteht, sie müssen auch überprüfen, ob bei der Entwicklung sowie in klinischen Studien sämtliche ethische Vorschriften eingehalten wurden.

Zurück zur Pockenimpfung. Auch wenn Jenner vor ca. 200 Jahren ein neues Impfverfahren zu Bekämpfung der Pocken einführte, konnte es für mehr als ein Jahrhundert keinen Schutz vor erneuten Ausbrüchen bieten. So erlagen in Deutschland 1873 mehr als 100.000 Menschen der letzten großen Pockenepidemie. Erst Ende der 1970er Jahre konnte die Welt für von Pocken befreit erklärt werden. Grund hierfür war die 1967 von der WHO ins Leben gerufene weltweite Impfkampagne. Zehn Jahre später wurde aus Somalia der letzte aufgetretene Fall berichtet und in 1980 erklärte die WHO, dass die Welt von Pocken befreit sei.

---

[18]www.klinikum-nuernberg.de/DE/ueber_uns/daten_und_fakten/Geschichte_des_Klinik
ums_Nuernberg/dokumente_Bilder/1945_-_1961_3.html

Die Ausrottung der Pocken ist sicherlich einer der größten Erfolge der WHO. Aber auch andere Beispiele wie Impfkampagnen gegen Kinderlähmung (Polio) zeigen die Bedeutung von flächendeckenden Schutzvorkehrungen. Kinderlähmung wird durch Polioviren ausgelöst. Meist sind Kinder im Alter von 3 bis 8 Jahren betroffen. Das Virus breitet sich über Lymph- und Blutbahnen aus, um dann insbesondere Nervenzellen zu infizieren. Dadurch kann es zu Wachstumsstörungen einzelner Gliedmaßen kommen, was Lähmungen und Gelenkschädigungen zur Folge haben kann. Da sich die infizierten Kinder noch in ihrer Wachstumsphase befinden, sind die Schäden oft irreparabel und progressiv. In Deutschland wurde bereits in den 1960er Jahren eine landesweite Schluckimpfungsaktion durchgeführt. Der Kampagne ist es zu verdanken, dass den deutschen Gesundheitsbehörden 1990 zum letzten Mal eine Polioerkrankung gemeldet wurde. Dasselbe gilt für Europa, das ebenfalls für Polio-frei erklärt wurde und auch weltweit gibt es entsprechende Erfolge zu vermelden. So berichtete die WHO, dass seit 1988 die Anzahl von ca. 350.000 gemeldeten Erkrankungen auf 33 Fälle im Jahr 2018 gesunken ist[19]. Dies entspricht einem Rückgang von über 99 %. Diese Zahlen belegen eindrücklich, wie wichtig Impfungen sind und dass durch sie viele Millionen Kindern ein Leben ohne durch Polio verursachte Behinderungen führen können.

Heute spielen Impfungen in unserem täglichen Leben eine wichtige Rolle. Dies trifft nicht nur für Wundstarrkrampf (Tetanus) zu. Immer mehr Menschen, vor allem ältere Mitbürger, lassen sich gegen Lungenentzündung oder einmal jährlich gegen Grippe impfen. Den meisten von ihnen ist dabei bewusst, dass sie sich nicht nur selbst sondern auch andere schützen. Dies ist insbesondere für Menschen wichtig, die sich aus gesundheitlichen Gründen nicht impfen lassen können oder an Immunkrankheiten leiden.

---

[19]www.who.int/news-room/fact-sheets/detail/poliomyelitis

Anforderungen an zukünftige Impfkampagnen

5

„Wie hätten sie an die Pest denken sollen, die Zukunft, Ortsveränderungen und Diskussionen aufhebt? Sie hielten sich für frei, und niemand wird je frei sein, solange es Plagen gibt."[*]

Albert Camus

Die Entwicklung von Impfstoffen gegen das Sars-CoV-2 Virus ist zurzeit sicherlich die dringlichste Herausforderung für die Weltgemeinschaft. Aber es gibt auch andere wichtige Probleme, die es zu lösen gilt. So ist es trotz intensiver Forschungstätigkeiten bislang nicht gelungen, gegen eine Vielzahl von pathogenen Mikroorganismen Impfstoffe zu entwickeln. Insbesondere im Hinblick auf eine wachsende Gefahr, die von Antibiotika-resistenten Bakterien ausgeht, würde ein Impfschutz vielen Patienten davor schützen, dass sie z. B. nach einer Operation im Krankenhaus infiziert werden. Dass es sich hierbei um ein ernsthaftes Problem handelt, zeigt eine Mitteilung des Robert Koch-Instituts von 2019[1]. Aus ihr geht hervor, dass sich jedes Jahr zwischen 400.000 bis 600.000 Patienten im Krankenhaus infizieren, von denen, laut Schätzung des Instituts, bis zu 20.000 an den Folgen der Infektion sterben. Da immer mehr bakterielle Erreger nicht mehr auf eine Antibiotikabehandlung ansprechen, wird es immer schwieriger, das Leben dieser Patienten zu retten. So publizierte 2019 ein internationales Forscherteam eine Studie, die belegt, dass in Europa jedes Jahr mehr als 33.000 Patienten

---

[*](Camus, Albert. Die Pest (German Edition) (S. 46–47). Rowohlt E-Book. Kindle Edition)

[1]www.rki.de/DE/Content/Service/Presse/Pressemitteilungen/2019/14_2019.html

© Springer Fachmedien Wiesbaden GmbH, ein Teil von Springer Nature 2021   33
H. Herwald, *Warum Impfungen für Mensch und Gesellschaft so wichtig sind*, essentials, https://doi.org/10.1007/978-3-658-32635-7_5

aufgrund von antibiotikaresistenten Bakterien-verursachten Infektionen ihr Leben verlieren[2]. Erschreckend ist dabei, dass innerhalb der letzten Jahre ein Anstieg von resistenten und multiresistenten Krankenhauskeimen zu verzeichnen ist. Die Liste der gefährlichen Keime ist lang und umfasst Bakterien wie Methicillin-resistente *Staphylococcus aureus* (MRSA), Vancomycin-resistente Enterokokken (VRE), Penicillin-resistente Pneumokokken und Carbapenem-resistente Enterobakterien (CRE)[3]. Da in den letzten Jahrzehnten keine neuen Antibiotika entwickelt wurden, verschärft sich zunehmend die Situation in Krankenhäusern. Daher ist es dringend erforderlich, wenn es, ähnlich wie bei einer Lungenentzündung, Impfungen geben würde, die gegen multiresistente Krankenhauskeime schützen.

Die Entwicklung von neuen Impfstoffen ist ein langwieriger Prozess, der unter ständiger behördlicher Kontrolle durchgeführt wird. Bevor ein neues Vakzin zugelassen werden kann und zum Impfen freigegeben wird, muss es auch auf mögliche Nebenwirkungen getestet werden. Leider gibt es immer wieder Beispiele, in denen ein Impfstoff ungewollte Begleiterscheinungen hervorgerufen hat. So steht beispielsweise *Pandemrix,* ein Teilpartikelimpfstoff gegen das Influenzavirus A/H1N1 (Schweinegrippe), in Verdacht, Autoimmunkrankheiten ausgelöst zu haben. Der Impfstoff wurde 2009 von den Gesundheitsbehörden freigegeben und in Europa mehr als 30 Mio. Mal zur Impfung eingesetzt. Ein Jahr später erschienen die ersten Berichte aus Schweden, Finnland, Norwegen und Irland über Narkolepsie-Erkrankungen bei geimpften Kindern. Narkolepsie, auch als *„Schlafkrankheit"* oder *„Schlummersucht"* bezeichnet, ist eine neurologische Funktionsstörung, die zu Beeinträchtigungen des Schlaf-Wach-Rhythmus führt. Die betroffene Personen leiden unter einer übermäßigen Tagesschläfrigkeit. In 2011 publizierte die WHO eine Risikoschätzung, aus der hervorgeht, dass pro 100.000 verimpften Dosen *Pandemrix* in ca. 3 Fällen eine Narkolepsie bei Kindern und Jugendlichen ausgelöst werden kann. Auch aufgrund dieser Befunde empfahl die *Europäische Arzneimittelagentur* (EMA) im gleichem Jahr *Pandemrix* nicht zur Impfung von Personen unter 20 Jahren einzusetzen. In Deutschland wurden laut einer Untersuchung, die das Paul-Ehrlich-Institut 2016 herausgab, den Behörden 86 Meldungen von Narkolepsie-Verdachtsfällen

---

[2]Cassini A, Hogberg LD, Plachouras D, Quattrocchi A, Hoxha A, Simonsen GS, Colomb-Cotinat M, Kretzschmar ME, Devleesschauwer B, Cecchini M, Ouakrim DA, Oliveira TC, Struelens MJ, Suetens C, Monnet DL, Burden of AMRCG: Lancet Infect Dis 2019;19:56–66.

[3]Cassini A, Hogberg LD, Plachouras D, Quattrocchi A, Hoxha A, Simonsen GS, Colomb-Cotinat M, Kretzschmar ME, Devleesschauwer B, Cecchini M, Ouakrim DA, Oliveira TC, Struelens MJ, Suetens C, Monnet DL, Burden of AMRCG: Lancet Infect Dis 2019;19:56–66.

gemeldet[4]. Auch wenn alle durchgeführten Studien auf ein signifikantes erhöhtes Narkolepsie-Risiko nach einer *Pandemrix*-Impfung hinweisen, konnte, so das Paul-Ehrlich-Institut, bislang die Ursache der Erkrankung nicht erklärt werden. Diese und andere Beispiele, bei denen Impfungen zu ungewollten Nebenwirkungen führen, werden oft von Impfgegnern zum Anlass genommen, um auf die Gefahren einer Impfung aufmerksam zu machen. Die Kritik ist berechtigt, denn sie ruft die Pharmafirmen in die Pflicht, in Zukunft noch mehr Kontrollen durchzuführen, um das Risiko möglicher Nebenwirkungen ausschließen zu können. Jedoch kann, wie auch bei der Entwicklung von allen anderen Medikamenten, eine absolute Garantie bzgl. einer 100 %igen Sicherheit niemals gegeben werden.

Die Vergangenheit hat gezeigt, dass Pandemien immer wieder ausbrechen können. Der Klimawandel und Probleme mit Antibiotika-resistenten bakteriellen Erregern, werden dazu beitragen, dass das Risiko einer Pandemie ständig steigen wird. Daher muss ein politisches und wirtschaftliches Umdenken stattfinden. Die Vereinten Nationen haben 2015 mit der Agenda 2030 für eine nachhaltige Entwicklung einen Fahrplan mit 17 globalen Nachhaltigkeitszielen herausgegeben[5]. Viele dieser ambitionierten Ziele können nur dann erreicht werden, wenn sich die Weltgemeinschaft entschließt, an einer gemeinsamen Zukunft zu arbeiten.

---

[4]www.pei.de/DE/newsroom/veroffentlichungen-arzneimittel/sicherheitsinformationen-human/narkolepsie/narkolepsie-studien-europa.html
[5]www.bundesregierung.de/breg-de/themen/nachhaltigkeitspolitik/nachhaltigkeitsziele-ver staendlich-erklaert-232174

Epilog

6

> *„Für sie, Mütter, Gatten, Liebende, die mit dem jetzt unauffindbar in einem Massengrab liegenden oder in einem Häuflein Asche aufgegangenen Menschen jede Freude verloren hatten, herrschte immer noch die Pest."*[*]
>
> *Albert Camus*

Das Leid, das eine Pandemie verursachen kann, lässt sich nicht mehr rückgängig machen. So haben aufgrund von Sars-CoV-2 bereits jetzt Millionen Menschen Angehörige und Freunde verloren. Andere gerieten an den finanziellen Abgrund und können kein normales Leben mehr führen. Selbst nach dem erfolgreichen Einsatz eines Impfstoffes werden diese Menschen immer noch von der Corona-Krise verfolgt. Auch Albert Camus macht in seinem Buch deutlich, dass, obwohl die Seuche aus der Stadt vertrieben wurde, Oran immer noch von der Pest beherrscht wird.

Man würde Albert Camus nicht genügend würdigen, wenn man seinen Roman nur auf eine Auseinandersetzung mit einer Pandemie reduziert. Für den Autor und Existenzialisten, der das Buch zwei Jahre nach Beendigung des 2. Weltkriegs veröffentlichte, ist es auch eine Abrechnung mit der Geschichte. Es wird deutlich, dass für Albert Camus das Wort *„Pest"* als Synonym für *„Krieg"* steht. Gedanken an Diktaturen, das Sterben auf Schlachtfeldern, oder der millionenfache Tod in Konzentrationslagern drängen sich auf. Daher sind die Worte von Albert Camus

---

[*](Camus, Albert. Die Pest (German Edition) (S. 335). Rowohlt E-Book. Kindle Edition)

© Springer Fachmedien Wiesbaden GmbH, ein Teil von Springer Nature 2021
H. Herwald, *Warum Impfungen für Mensch und Gesellschaft so wichtig sind*,
essentials, https://doi.org/10.1007/978-3-658-32635-7_6

am Ende seines Buches nicht verwunderlich, in denen er warnt, „*dass vielleicht der Tag kommen würde, an dem die Pest zum Unglück und zur Belehrung der Menschen ihre Ratten wecken und zum Sterben in eine glückliche Stadt schicken würde*"[1].

Auch bei der Auseinandersetzung mit dem Begriff „*Impfung*" wird deutlich, dass es sich um einen komplexen Sachverhalt handelt. Denn flächendeckende Impfungen können nicht dazu beitragen, über das Leid, das die Corona-Krise verursacht hat, hinwegzusehen. Vielmehr gibt sie Anlass zur Hoffnung auf eine bessere Zukunft. Doch wie auch die Pest, die Albert Camus beschreibt, ist das Sars-CoV-2 Virus nicht ausgerottet und andere Pandemien werden folgen. Es muss daher jetzt in die Zukunft investiert werden, um zu verhindern, dass bei folgenden Pandemien nicht noch einmal dieselben katastrophalen Fehler der Corona-Krise gemacht werden. Deshalb ist es jetzt Aufgabe der Weltgemeinschaft, an globalen Lösungen zu arbeiten, in denen weder politische noch religiöse oder wirtschaftliche Machtinteressen eine Rolle spielen.

---

[1] Camus, Albert. Die Pest (German Edition) (S. 350). Rowohlt E-Book. Kindle Edition.

Was Sie aus diesem *essential* mitnehmen können

- Menschenrechte und die Würde des Menschen können nicht gleichzeitig eingehalten werden, wenn eine Gesellschaft vor den Folgen einer Pandemie geschützt werden muss
- Um globale Maßnahmen zu Eindämmung von Pandemien durchsetzen zu können, dürfen nationale politische und wirtschaftliche Interessen keine Rolle spielen
- Nur eine durch Immunisierung herbeigeführte Herdenimmunität kann bei einer Pandemie einen flächenübergreifenden Schutz bieten

© Springer Fachmedien Wiesbaden GmbH, ein Teil von Springer Nature 2021   39
H. Herwald, *Warum Impfungen für Mensch und Gesellschaft so wichtig sind*,
essentials, https://doi.org/10.1007/978-3-658-32635-7